# 死因究明の科学

The Science of Cause-of-Death Investigation

## 法医学的アプローチから見る生命の終焉

大澤 資樹 著
東海大学名誉教授

医歯薬出版株式会社

# 目次

## 第1章 生と死の境界線

生物学的な死 —————————————— 2

臓器の機能停止と細胞死 ————————— 5

生と死の境界線 —————————————— 7

三徴候説 ————————————————— 8

心拍動の停止 —————————————— 10

自発呼吸の停止 ————————————— 11

脳の機能停止 —————————————— 12

実際の死の判定法 ———————————— 14

完全死説 ———————————————— 17

超生反応 ———————————————— 20

低酸素脳症 ——————————————— 22

臨死体験 ———————————————— 24

社会制度としての死 ——————————— 25

## 第2章 脳死

歴史 —————————————————— 28

法律の整備 ——————————————— 31

脳死判定基準 —————————————— 35

法律改正 ———————————————— 37

移植医療 ———————————————— 39

判定基準についての議論 ————————— 40

人の死としての脳死 ——————————— 41

## 第3章 死亡診断

死亡診断書 —————————————————— 44

3段階で行われる死亡診断 ———————————— 46

異状の有無の判断 ————————————————— 47

異状とは ————————————————————— 49

異状死の大半は内因死 ——————————————— 51

外表異状説 ———————————————————— 53

医療事故 ————————————————————— 55

英国での届け出 —————————————————— 57

シップマン事件 —————————————————— 58

変死 ——————————————————————— 62

死亡診断書の交付 ————————————————— 65

死因の種類 ———————————————————— 67

難しい死因の種類の判断 —————————————— 68

死亡後の流れ ——————————————————— 70

検案 ——————————————————————— 71

法医解剖 ————————————————————— 74

時津風部屋力士死亡事件 —————————————— 76

米国における制度の拡充 —————————————— 79

## 第4章 看取りの場での工夫

看取りの場の変遷 ————————————————— 82

24時間規定 ———————————————————— 83

英国における工夫 ————————————————— 84

遠隔での死亡診断 ————————————————— 86

# 第5章 死因究明の実践

突然死 —————————————————— 94

入浴中の急死 —————————————— 98

乳幼児の急死 —————————————— 103

児童虐待 —————————————————— 106

司法解剖と法廷での証言 ————————— 108

法廷における証言 ————————————— 110

孤立死 —————————————————— 115

死体遺棄 —————————————————— 118

交通死亡事故と賠償 ———————————— 120

自殺 ———————————————————— 126

身元不明 —————————————————— 132

DNA型判定 ———————————————— 133

大規模災害と検案活動 ——————————— 138

東日本大震災 —————————————— 141

索引 ———————————————————— 148

本書は，週刊『医学のあゆみ』（医歯薬出版）に2024年1月から9月まで連載された「死を看取る──死因究明の場にて」を基に，加筆・修正を加え，単行本として再構成したものです．

# 第1章

# 生と死の境界線

## はじめに

　生と死には境界がある．そこにはかならずしも複雑ではないが，単純でもないさまざまな身体上の変化を伴う．人にとって死は生命の終焉であり，避けられるならば避けたい忌み嫌われる事象である．しかし，誰もが最後にはかならず経験するものである．この課題に対しては，宗教であったり，哲学であったり，さまざまな観点から語られる．

　筆者は法医学を専門としており，長年，人体解剖を業務として行ってきた．人の死は日常にあり，否応なく死について関心を持ち，それについて考える機会が多くあった．一方社会に目を向けると，死への無関心と他人事化が進んできた現実がある．現在わが国は，年間140万人が亡くなる多死社会である．その数は膨大だが，個々の事例がどうやって看取られ埋葬されていくのか，マスコミに取り上げられることはほとんどない．たとえば，独居の高齢者が周りに気づかれず孤立死した時に，親族の誰も引き取ろうとせず，葬儀や埋葬まで行政が担当し，葬儀社や専門の掃除業者に後片付けを依頼せざるをえないことは日常茶飯事である．

　このような社会情勢のなか，「死因究明等推進基本法」が2019年に制定され，この領域の体制拡充が現在図られつつある．本書では，死の過程で起こる身体上の変化と，死に関わる社会制度や現実に起きている現象について，死因究明の場に携わってきた経験を踏まえて解説を試みる．

## 生物学的な死

　死とはどういう状態かというと，簡潔に言えば，個体に生じた永久的な生命活動の停止状態と定義できる．また，**不可逆的な生命活動の停止**とも表現される．不可逆的（irreversible）という言葉の"的"は"傾向ないし100％ではない"という意味を含みかねないが，絶対に元に戻らないという意味であり，不可逆性と言い換えて

もよい．この定義自体は単純で，だれでも理解可能である．ただ，これで十分かというと，すべてを表現し尽くしてはいない．例外があり，細かい部分をもっと正確に見ていかないと，判断に誤りが起こりうる．

　特に，生命活動とは具体的に何を意味しているのか正確に定義されなければ，死の判断が国内あるいは全世界で一律に行われないことになってしまう．すなわち，ある医師が「この人は亡くなっている」と判断しても，別の医師は「いや，まだ生きている」と判断する可能性がある．死亡の判断が一律性を欠くと，個人や社会に混乱を招いてしまう．この基準は頑として普遍的なものであるべきなのだが，医療の進歩や個人の考え方の変化とともに，この判断が時代により変化してきたのが現実である．それが表面化した一例が脳死や安楽死の問題である．

　まず，生物にとっての死の状態というものを考えてみる．これについては，生物学者の柳澤桂子氏の記述が深く，正確である[1]．アメーバのような単細胞生物では，成長に不適切な条件下では細胞は活動を停止させ，さも死んだように振る舞うが，条件が整うとまた活動したり分裂増殖をはじめたりする．また，分裂した細胞は元の細胞のコピーに過ぎないが，元の細胞が永久的に活動を停止したとしてもコピー細胞が生存していれば，それを死とよべるのか疑問も残る．これらの理由から，単細胞生物において死とよべる状態を確認することは難しい．一方で，多細胞生物ではいくつもの細胞が集まり，違った機能を果たす臓器が組み合わさって，ひとつの生命活動を行う単位としての個体を形成している．その個体が永久的に機能を果たさなくなる状況，すなわちわれわれが思いつくような死とよべる状況に至る．

　しかし，たとえば植物の葉や花が枯れて一見死んだように見えても，球根が残っていて，そこからまた翌年に新たな芽がでてくる場合は休眠中ともいえ，不可逆的な生命活動の停止状態とはいえない．そこに死という状態を見出すのは困難である．以上から，死と

はっきりよべる状況は、多細胞生物かつ有性生殖を行う一部の動物に限られるのが実態である。

　多細胞生物かつ有性生殖を行う生物、つまり死という現象が起こりうる生物には、**生殖**と**老化**という2つの特徴的な現象が存在する。これは有性生殖を行う生物の宿命でもあるが、生殖行為によって子孫を残さないかぎり種は滅び、生命活動の単位である個体の継続性はない。また、さまざまな種類の細胞が寄り集まって1個体を形成している運命として、時の経過とともに老化から臓器の機能低下が起きてくる。大きくこの2つの現象が、死に先立つ一般的な現象、別の言い方をすれば、死を認める生物には、生殖と老化は避けられない現象といえる。

　ただし、生物学には例外がつきものである。たとえばサケは川に生まれ、海で成長し生殖のためにまた川に戻ってくるが、生殖を終えるとすぐに死んでしまう。その死には、時間をかけて徐々に進行する老化現象はあまりみられない。他にも、たとえばミツバチは、実はまったく同じ遺伝子なのにたった1匹だけが女王バチとなり、その寿命は5年以上である。他の働きバチのオスの寿命が1～2カ月しかないのと比べると、老化という現象を克服してしまっているかのように見える。このような例外はあるが、一般的にいって、生殖による新しい個体の誕生と時間をかけて進行する老化とよばれる身体機能の低下が、死には先行して起こる。これが、われわれが死とよぶ現象を持つ生物の特徴でもある。

　さらに、死を規定するうえで重要となる考え方が、**個体**という概念になる。個体とは何かというと、空間的に分割できない単一体で、生存のために基本的な構造を備えたものであり、ひとつの生命活動を行う単位と定義できる。個体とは、具体的には、動物であれば1匹、2匹といった、目で見て別々の生命体と識別できるものをいう。さらにヒトに関していえば、自分が他の個体とは異なっていることが精神的に認識できる。自分が親とは別の人生を歩んでおり、別の人格でもあると、かならず認識しているはずだ。一卵性双生児の遺

伝情報はほぼ一致しているが，2人で1個体という風には考えず，本人同士は別の人格であり別の個体であると思っているはずである．クローン人間が実現したとしても，おそらく同じであろう．ヒト以外の生物で，個体というものが，どの程度意識されるのか分からないが，死はあくまで個体に起こる現象である．

## 臓器の機能停止と細胞死

　多細胞生物というのは，機能の異なった細胞が集合して形成されており，個体としての構造には神経系，呼吸器系，循環器系，消化器系，内分泌系，運動器系など多くの系があり，それらの各系が密接に連携を保って個体として生存を保持している．そうなると臓器単位，細胞単位での問題もでてくることになる．これら各系のいずれか1つに重大な機能の障害が起こると，他の系に影響が及び，それぞれの系で発揮される機能の低下が生じ，多臓器障害に陥る．そして，最終的にはその個体は死に至るのである．

　さらに細かく見ていくと，細胞レベルで考える必要もでてくる．物質の吸収や代謝，形態を変える収縮といった生命現象を現す最小の単位は細胞である．すでに死に至ってしまった個体でも，一つひとつの細胞単位で見ていくと，不可逆的な機能停止の段階に達してしまった細胞もある一方で，まだ活動できる能力を維持している細胞も多く残っていたりする．死体から腎臓や角膜を取り出して，それを他人に移植した時に，生着して機能する現象があり，腎臓や角膜の細胞は，個体が死の状態となっても，ある程度の期間，可逆的に活動が行える証拠である．また，線維芽細胞（fibroblast）などは，死後から数日経った遺体からでも，皮膚を少し掻き，培養液に入れてやると，もくもくと増殖して活動を続ける．

　個体の持つ生命活動という意味では，すべての細胞が不可逆的な変性段階に到達した時に死と判定すべきかもしれないが，このような**細胞死**は，個体の死とは実はまったく別物で，人の死の判定においては，考慮されることはない．現実には，一つひとつの細胞単位

で不可逆的な機能停止を判断することは，困難であるといえる．実際には，臓器単位での機能停止をみているのである．

　生と死には境界線があることは確かであり，死の三徴候が確認され，蘇生する可能性がある場合は蘇生術を試みたうえで蘇生が困難と考えられた時点で死が宣告される．すなわち，その宣告を受けた時点が，生と死の境界線ということになる．このような，死という現象を数秒ないし分単位のイベントとして捉えることは可能である．これは，白から黒へ二極的に捉える考え方である．このイベントとしての死の判定は，個人にも社会にとっても必要なことで，医師がその線引きの役割を果たすことになっている．

　しかし，体の中で起こっている現象は，先に述べたとおり，現実にはかなり様相が異なり，時間をかけて過程を踏み，徐々に進行するのであり，一瞬のイベントでは決してない．何時間，時には何日間にもわたる緩徐な移行期を伴うもので，プロセスとして進行していく．このイベントとプロセス論は，かつて脳死を議論する際に盛んに言われたことだが，死全般に当てはまることである．

　死の過程に入ると，意識は低下し，血圧や呼吸運動も低下し，疾病や外傷から臓器の機能低下が進行し，生命維持に危険な状態に至り，意識が低下した状態，いわゆる危篤の時期（**死戦期**）を迎える．この死戦期になると，顔の表情は消え，血圧低下や呼吸窮迫が顕著になる．死に近づくと，このような生命の徴候ないし生体現象は非常に弱くなり，ついにはすべてが消失する．そして，心臓の拍動が止まり，死亡が宣告される．しかし，その後の数分間から時に20分間程度は，蘇生術に反応して生命が復活できる予備的な期間であり，移行期間に相当する．そして最後に，もう元に戻ることはできない**死体現象**とよばれる変化が現れて，**完全死**とよばれる領域に達していく．さらにいえば，その後でも，細胞や臓器レベルでは，不可逆的な変性段階に達していないものもあり，完全な細胞死に至るには，おそらく2〜3日間かかるのではないかと思われる．この生と死の境界線の引き方というのは，実は合理的な判断に基づいて行

われているものであって，死とはそれほど単純な現象ではないのである．

## 生と死の境界線

現実の社会において，生と死の間には厳密な境界線を引いて区別する．しかし前回述べたとおり，それはかなり人為的なもので，その線の引き方には**図1**に示したような4つぐらいの考え方があるといえる．最も一般的で，日常的に看取りの場面で行われ，社会でも受け入れられているのが，**三徴候説**とよばれるもので，**心拍停止・呼吸停止・瞳孔散大**という3つの徴候を確認した時点を死とする考え方である．他には，完全死，脳死，安楽死を境界線とする考え方もある．そして，これらの境界線をもって人の死と判定して問題がないとする根拠が，"**ポイント・オブ・ノー・リターン**（point of no return）"とよばれる根本的な原則で，日本語では"**蘇生限界点**"と訳される．この時点を過ぎると，絶対に死しかありえない，もう二度と生に戻ってくることはない，という判断が死の領域に入ったと判定する根拠となっている．

人類の歴史は，合理的に死を判定して，この境界線を前倒しにしてきたといえる．たとえば脳死は，まだ心臓が拍動しているにもか

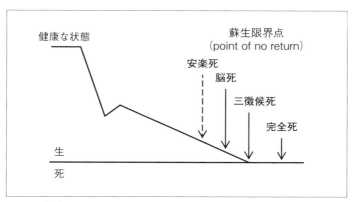

図1　蘇生限界点からみた4つの主な生と死の境界線

かわらず，臓器移植を前提として人の死と判断する基準である．一部の国で認められている安楽死に至っては，心臓も呼吸もしっかりしており，場合によっては意識があり，会話もできる人を，死としてしまう考え方になるのだ．これは，自己決定権の尊重に基づく行為であるが，この合理主義的な考え方に馴染めない人が多くいることは確かであり，誰でも受け入れられる判断ではないはずである．癌などの終末期における苦しみからの解放といった，特殊な状況下での限定的な行為として，徐々に認められてきた経緯がある．

　まずは，これらの生と死の境界線の引き方について，解説を加えてみようと思う．

## 三徴候説

　生物の生命活動には，ものを食べる行為や排泄する行為などさまざまなものがある．それでは，食事を摂れなくなった時に，その個体が死亡したと判断できるのであろうか．確かに，ものを食べられなくなるということは，個体の生命維持にとっては致命的なことなので，100年ぐらい前であれば死の判断の根拠となりえたかもしれない．ところが現代医療においては，口からでなくとも，胃瘻や静脈への点滴により非経口的に栄養をとることが可能であるため，生命を維持することができる．したがって，口から食べられなくなったことを死の判断材料とするには無理があるということになる．同様に，腎臓の機能が障害を受け，腎不全の状態で尿が出なくなった場合でも，昔なら早晩死が訪れていたであろうが，現代なら人工透析の治療を受ければ，生命は年単位で維持できる．したがって尿が出なくなったことが普遍的な死の判断根拠になるかというと，今日のわれわれの社会では根拠となりえない．

　すなわち現実に死の判定の根拠となるものは，**"現代医療をもってしても簡単に代償できない生命活動の不可逆的な機能停止"** といえる．

　これを踏まえて唱えられているのが，生命維持に特に重要で，簡

単には代償できない 3 つの臓器，すなわち心臓，肺，中枢神経系とよばれる脳の不可逆的な機能停止をもって判断基準とする考え方である．これらの臓器は vital organ（生死に関わる臓器）ともよばれる．この 3 つの臓器の機能停止，すなわち①**心拍停止**，②**呼吸停止**，③**瞳孔散大・固定**を確認して人の死とする考え方を，三徴候説とよんでいる．

### 1．心拍停止

三徴候の 1 つ目は，拍動とよばれる心臓の収縮と弛緩を繰り返すポンプ機能の停止を指している．かならずしも筋肉や血管を構成する個々の細胞の機能停止を意味している訳ではない．この拍動は，意識して止められるものではなく，完全な自律性を有しており，休むことは決してない．心停止とは，集合体である臓器としての心臓のポンプ機能が損なわれ，不可逆的な段階に達しているということである．この意味において心臓の機能停止とは，心拍動の停止とよぶのが正確な表現になる．

### 2．呼吸停止

2 つ目は，呼吸の機能停止である．生理学的には，呼吸は肺呼吸と組織呼吸に分けられ，肺呼吸は肺胞におけるガス交換のことで外呼吸ともいわれる．肋骨間の筋肉と横隔膜の収縮によって，胸郭を拡大させることによって行われる．一方組織呼吸とは，体を構成する各細胞と赤血球内のヘモグロビンとの間の酸素交換を意味し，内呼吸ともよばれる．死の判定の根拠となるのは，肺呼吸の不可逆的停止のほうである．さらに呼吸は，意識せずに一定の換気運動が自律的に維持される一方で，意識して運動を停止することもできる随意性も備えている．前者の自律的な呼吸調節を受けて維持されているのが自発呼吸で，死の判定の根拠となるのは，この自発呼吸の停止になる．

### 3．瞳孔散大・固定

3 つ目が，不可逆的な脳の機能停止で，そのひとつの徴候が瞳孔の散大と固定という現象である．脳は中枢神経系とよばれる大脳・

小脳・脳幹から構成される臓器群で，神経細胞と線維の集合体である．脳の特徴のひとつは，自ら動くことができる臓器ではなく，基本的にさまざまな生命反応を調整する機能を担っている点にある．脳は大きな臓器群であるため各部分を調べるとなると多数の方法で確認しなければならないが，脳幹部で調節を受けている瞳孔の動きを観察することで，脳のさまざまな機能を代表して機能停止を調べることができるため，個体の死の判定に利用されている．特に，この瞳孔の調整機能については，簡便かつ確実に調べられる利点があるので採用されている．

## 心拍動の停止

心拍動の特徴は，そのスイッチが心臓自体に存在している点にある．心臓の筋肉細胞は電気的刺激が心臓内で伝導して収縮するが，右心房にある洞房結節だけは，自発的に脱分極と再分極を繰り返す能力を持っており，自律的に電気信号を発する．このサイクルは規則正しく，1分間に数十回周期的に繰り返され，洞調律とよばれる．さらに，刺激伝導路の中継点として房室結節を経て，心室の壁全体に信号が伝わり，筋肉の運動によって心拍動が起こる．心拍動のリズムや強さは脳神経系からの調節を受けるものの，自動性を有しているという点で，完全に中枢神経系に動作を支配されている自発呼吸や対光反射とは，原理が根本的に異なる．そして，この自動性こそが，脳死とよばれる状態を作りだす起源になっている．

一方で考えておかなければならないことは，生命維持において"心臓の上位性が絶対なのか"ということである．これら生命維持に不可欠な3つの臓器のなかでも，心臓は血液を全身に送るポンプの役割を果たしており，機能が停止して酸素や栄養素を全身に送れなくなると，短時間で致命的となることは確かである．しかし，生命維持にとっての心臓の上位性が絶対であることはなく，餅を喉に詰まらせ気道が閉塞したり，人が折り重なり呼吸運動が困難になったりした際に，先に自発呼吸が停止した場合でも，心臓は数分の後に

活動を停止する．脳底動脈瘤が破裂してくも膜下出血を起こし，脳圧が亢進して脳の機能が低下した場合も早晩心臓は停止し，やはり死亡に至る．

　すなわち，これら心臓と肺，脳の機能は，互いに深く関連し合っているのであって，いずれかが機能を停止すれば，他の機能も停止してしまうので，互いに優劣は存在しないということになる．特に心拍動と自発呼吸は，どちらも現代医療をもってしても簡単には機能を代償できず，生命維持に最も重要な活動となっている．

　三徴候に基づいて死を判定することが死亡を確認するうえでの基本的な行為であるが，この判定法が「**心臓死**」と表現されることもしばしばある．脳死判定が行われる場合には，自発呼吸の停止と対光反射の消失が先行し，心拍動は遅れて停止する．そこで，脳死という概念が導入されようとしていた昭和時代の社会情勢において，脳死以外の一般的な死を，最後に停止する心臓の機能に合わせて，心臓死とよぶことが一般的になったのである．また，それより以前から，三徴候死というより，単純に心臓死と表現したほうが分かりやすかった側面もあったと思われる．当時の日本医師会生命倫理懇談会の報告書等の公式文書を見ても，三徴候により判定される死を心臓死と表現している．

　このことに関して懸念されるのは，心臓死とよぶと，心臓の機能停止を原因とする死亡だという印象を与えかねない点である．三徴候説と心臓死では，機能停止の臓器が異なり，本来は別物と考えるべきであるが，実質的に同等な用語として利用されている．心臓が止まるという現象が，通常の死を連想するのに最も分かりやすかったのであろうが，やはり三徴候死と表現されるべきだと考えている．

## 自発呼吸の停止

　肺で行われる呼吸運動は，横隔膜や肋間筋といった多くの筋肉の収縮運動により維持されているが，その運動は神経により支配され，制御されている（**図2**）．その神経の指示は，呼吸中枢とよばれ

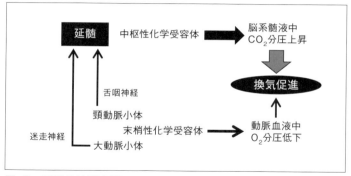

**図2 呼吸の神経支配**

る延髄の特定の部位から発せられる．呼吸中枢は，延髄腹外側野に散在し，明確な境界を持つ構造ではないので，中枢性化学受容野とよばれている．呼吸中枢の本態は，二酸化炭素（$CO_2$）の化学受容体であり，$CO_2$濃度や脳脊髄液中の水素イオン濃度［$H^+$］に反応して，換気を促進させている．

呼吸運動は，末梢性にも監視されていて，酸素分圧（$PaO_2$）に対する感受性細胞が機能する．内頸動脈と外頸動脈の分岐部にある頸動脈小体は，舌咽神経を介して呼吸中枢のある延髄の孤束核に情報を送る．大動脈にも大動脈小体があり，迷走神経を介して，やはり孤束核に入力する．これらの末梢性に感受された情報は，中枢神経系である延髄を経由して呼吸を調整していることになる．神経支配を受けている自発呼吸の停止とは，脳幹部の機能停止を反映している現象でもあるのだ．

## 脳の機能停止

瞳孔とは虹彩の中央に開く円形の窓で，ここを通過して光は眼球内に達する．紅彩には円周上に瞳孔括約筋と，放射状に走る瞳孔散大筋とがあり，筋肉の収縮で瞳孔は大きさを変化させ，入ってくる光の量を調整する．通常の瞳孔は左右同大で，直径3 mm程度，広くなると直径は8 mm程度まで瞳孔の面積を変化させることができ

る．虹彩の瞳孔を広げることを散瞳，逆に縮めることを縮瞳といい，ペンライトを使って光を瞳孔内に入れてやると，進入する光の量を減らそうと，瞳孔を狭くする反応が起こる．これを**対光反射**（light reflex）とよんでいる．

この対光反射では，片方の眼だけを光の照射で刺激しても両方が縮瞳する．光は網膜を刺激し，その信号は，視神経，視索を経由して，中脳の視蓋前核に達し，Edinger-Westphal 核（動眼神経副核），動眼神経を経由して瞳孔括約筋を収縮させる（**図3**）[2]．瞳孔の対光反射が消失するということは，瞳孔括約筋を支配する神経が働かなくなったことを示しており，中脳にある神経核が機能を失ったことに起因する．すなわち，光を瞳孔内に入れても，縮瞳の反射が認められないことをもって，脳の機能停止と判断しているのである．

また，脳幹部の機能が停止すると，神経支配が及ばなくなり括約筋が弛緩するので，径が広がる現象が起き，瞳孔の直径が 4 mm 以上になる．これもわが国では脳機能の停止の所見としている．ただし，瞳孔径は薬剤の影響でも大きさを変えるのでこれが絶対視されているわけではない．


これらの三徴候が揃った時点で死と判定することは，普遍的な方法である．ただし，時代を超えて万国共通だったかというと，かならずしもそうではない．かつては，対光反射を除いた心拍動と自発呼吸の停止の二徴候（cardiopulmonary death）が揃った時点で死と判定されていた時代もあった．したがって，三徴候が揃わなければならないというのは絶対的な判定法ではなく，より確実な方法として経験則的に受け入れられているに過ぎないのだ．自発呼吸は延髄に，対光反射は中脳に，神経的に支配されており，どちらも脳幹部の機能停止をみていることになり，自動性を持つ心臓の拍動停止と脳幹部の支配を受けている呼吸運動の停止で，死亡の根拠としては三徴候と同等とする考え方も成り立つことになる．わが国では，

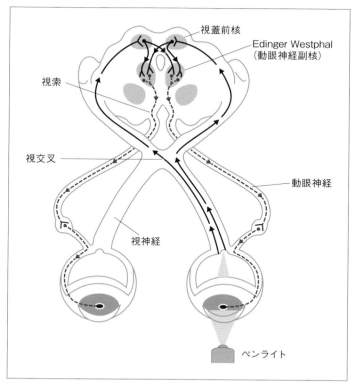

**図 3　対光反射の神経経路図**[2]

二徴候に加えて対光反射の消失を確認することにより，念を入れて慎重に，三徴候の出現を待って，死を判定していると言ってもよいかもしれない．

## 実際の死の判定法

わが国において，死後の手順や手続きについては，戸籍や墓地，埋葬等に関するさまざまな法律に規定があるにもかかわらず，死そのものについては「三徴候または心停止で人の死と判定する」と法律に明記されていない．スウェーデンでは，「人の死の判定基準に関する法律」[3]で，「呼吸と血液循環が完全に停止し，脳の全機能が完全に停止し，蘇生不能な状態に陥り，かつその状態が継続したとき，

人は死亡したものとみなされる.」と，脳死以外の通常の死を規定している．またわが国の法律では，死だけでなく，生に対する定義もないとされている．

法律家の唄孝一氏によれば，法律では生と死を，プラスとマイナス，100％と0％といった，非連続的で対照的な両極端の事象と解釈している．対象が生体なのか死体なのかの違いで，法律で適用される罪状は異なり，本来ならば生と死は厳格に鑑別されるべき身体の状態のはずである．たとえば，2台の車両が歩行者を轢いた場合を二重轢過とよぶが，1台目の衝突の直前には生きていたことは当然として，2台目の轢過の際にまだ生存していたか，すでに死亡していたかで，2台目の車両の運転手に適用される罪状名が異なる可能性がでてくる．相続においても，死亡時刻の判断で，適用される税率が異なってくることもありうる．

すなわち，生と死の境界線がどこにあるかをしっかり決めておかないと，法律や制度の運用の際にトラブルになる可能性がありうるのだが，これに言及した判例も特にないとのことである．家族や社会にとって死の判定は，時に重大な意味を持つものなので，本来ならば，法律で規定しておいたほうがよいに違いない．実際に，後述する脳死判定は法制化され，厳格に運用されている．

これは法律のみならず，医療においても似たような状況にある．わが国においては，三徴候説に基づく看取りについて，具体的な指針やガイドラインは作成されていない．ある意味で，慣習的に実践されている面があるのだ．

図4は，英国において推奨されている看取りの際における死の判定法になる[4]．判定にあたり，聴診器やペンライトといった器具類があらかじめ必要になる．まず，最も触覚が敏感な指の腹を頸部に当て，1分間頸動脈の拍動を触診する．次に，聴診器を胸に当て，心音がないことを確認する．そして，呼吸運動がないことを目視で確認する．自発呼吸は，胸郭や横隔膜の筋肉運動によって行われるため，外から観察できる．呼吸運動の停止をもって，肺におけるガ

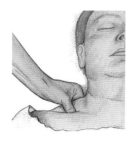

| 必要な道具 |
|---|
| 聴診器,ペンライト,時計 |

**手順**

① 1分間頸動脈の拍動を触診する.
② 聴診器で心音がないことを確認する.
③ 呼吸運動がないことを確認する.
④ ペンライトを使って対光反射を調べる.
⑤ trapezius squeeze（僧帽筋にぎり）による痛覚反応があるか調べる.
⑥ 時計で時刻を確認し,死亡を宣告する.

図4 死亡を確認する方法（英国での推奨法）[4]

ス交換が停止したと判断する．次に，ペンライトを使って，瞳孔の対光反射を調べる．さらに，肩の上あたりにある僧帽筋を手でつまみ，**痛覚反応**を調べる．これを trapezius squeeze（僧帽筋にぎり）とよんでいる．さらにこの一連の手技を，5分の間隔を空けて2度繰り返すのが望ましいとしている．最後に，時計で時刻を確認し，死亡を宣告する．

　わが国の臨床においては，瞳孔を観察する際に，定規や専用のスケールを使って瞳孔の直径を測定する操作がこれに加わる．痛覚反応を調べる時には上腕や大腿部の内側の皮膚をつまむ手技が行われたりもするが，この手技は生体で意識レベルを調べる際に実施されるのが一般的で，三徴候説に基づく死の判定の際には，この痛覚反応の確認はほとんど行われていない．

　この手順は，在宅での看取りで実施される方法であり，少し古典的かもしれない．多くの病院や診療所では，微弱な心拍がないことを確認する目的で，これに心電図計を使った拍動波形の確認が追加されているはずである．ただし，臨床の現場において，フラットな

心電図のモニター画面を家族に示すだけで死を宣告している場面に立ち会ったことがあるが，患者の体に触れることなく，心電図波形の確認だけをもって死を宣告するのは，安易な行為と言わざるをえないところである．

## 完全死説

三徴候説に従って，人の死を判定することに問題はない．しかし，心肺停止（cardiopulmonary arrest：CPA）状態から，胸部を手で圧迫する心臓マッサージや，電極を胸に貼ったうえで通電し，電気的刺激を与える AED（automated external defibrillator）を用いた蘇生術により，心拍動が再開する現象はしばしば観察される．これを，心拍再開（return of spontaneous circulation：ROSC）とよんでいる．

さらに，三徴候説に基づき死亡を宣告され，積極的な蘇生術を行わずに放置されていたにもかかわらず，停止していた呼吸が自然に戻り，息を吹き返し，止まっていた心臓が拍動を再開することも，まれだが起こりうる現象である．この場合に，真の死（真死）ではなかったことになり，仮の死であったという意味で，**仮死状態**にあったと表現される．奇跡の復活のように時々報道されることもある．

すなわち，三徴候説に基づく死の判定では，間違うことがありうるということを示している．なかでも，蘇生術を行わずに自然に仮死状態から生へ復活する現象は，低体温と関連して起きる場合がある．冬の寒冷地で，ある少女が帰宅せず，翌朝屋外で発見され，搬送された病院で医師に三徴候を確認され死の宣告を受けたが，毛布にくるまれストレッチャーに乗せられていたところ，しばらく経ってむくっと起き上がったという逸話を聞かされたことがある．

心電図計などの生体機能を正確に検出できる機器が普及するより前の時代には，心臓の微弱な拍動を確認することは容易ではなかった．すなわち，死の判定の誤りは，現代のわれわれが想像する以上

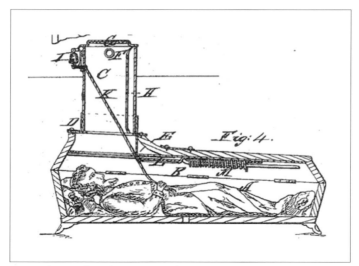

**図 5 仮死埋葬予防のための工夫**
"Improved Burial-Case", US Patent No. 81,437 Issued: August 25, 1868 Inventor: Franz Vester, Newark NJ (Public Domain).

に起こりうることであった．図 5 は，19 世紀における土葬の模式図で，棺に入れられた故人の体に紐が結ばれている．紐は地上のベルにつながっており，葬られた遺体が動けばベルが鳴り，復活を認知できるという仕掛けになっている．少し大げさだが，棺の中の人がまだ生きているのか，すでに死んでいるのかを判断することは，それほど難しかったということであろう．

　それでは，迷うことなく確実に死を判定する基準はあるのであろうか．ひとつの方法として，生体では起こらず，死体にしか現れない所見を確認して，死と判断する考え方があり，「**完全死説**」や「**絶対死説**」とよんでいる．

　死の領域に入ると，ブドウ糖を分解するといった代謝機能は徐々に衰え，やがて停止する．代謝は化学反応であり，反応の際に熱産生を伴うので，その機能が低下し停止すると体は冷たくなっていく．生体の平熱は 37℃ であり，外界が 20℃ 程度であったとするならば，おおまかに死亡後半日ぐらいまでは，1 時間に 1℃ 弱程度の

割合で体温は低下する．外界の温度に近づくと低下はゆっくりとなり，最終的には外界の温度と等しくなってしまう．

　死が訪れると，それまで神経の支配を受けて緊張していた筋肉は神経支配を失い，いったん弛緩する．次に細胞内の構造が壊れていき，筋肉細胞の中にある筋小胞体とよばれる小器官が壊れはじめると，中に蓄えられていたカルシウムイオンが漏れ出て，エネルギー源であるATPを利用して，筋肉を強く収縮させる．そして，この状態がしばらく持続する．すると，体はこわばり，関節を曲げようとしても，腕や足が曲がらずに大きな抵抗を感じるようになる．この現象を，**死後硬直**（postmortem rigidity）とよぶ．死亡後1〜2時間程度で顎や肩といった大きな関節から始まり，徐々に手指等の末梢関節に広がり，強さを増していき，半日ぐらいの経過でピークとなっていく．そして，2日間ぐらい筋肉のこわばった硬直の状態が持続し，3〜4日もすると自然に硬直は解けて，関節はまた柔らかくなり，元に戻っていく．

　赤血球は，血漿とよばれる液体成分よりも比重が少し大きいので，放置しておくと，徐々に下に沈んでいく．この現象を，**血液就下**（hypostasis）とよぶ．これが体の中で起こると，たとえば仰向けに寝かせておいたとすると，この就下してきた赤血球が背中の方へ沈んでゆき，皮膚を透かして赤紫色を呈して斑状に広がっているのが観察できるようになる．これは**死斑**（postmortem lividity）とよばれる．死斑は死後1〜2時間程度経過すると発現しはじめ，次第に顕著になっていく．当初，死斑は体位を変えると移動し，また指で押すと指圧により消えていく"退色"とよばれる現象が観察できるが，半日もすると死斑は退色しにくくなり，体位を変えても移動しなくなる．

　このような遺体にだけ起きる固有の変化を**死体現象**とよんでおり，体温低下，硬直，死斑は，その代表的な三大徴候である．なかでも硬直と死斑の2つの現象は，死の確徴といわれるもので，完全死説とは，これらの現象が観察された時に，人の死と判定する考え

方になる．この段階になると，蘇生術を行うことに意味はなく，たとえ119番通報で救急隊員が自宅を訪れても，蘇生の可能性はないと判断され，救急車で搬送されることはない．このような救急活動における不搬送例を，**社会死**とよぶこともある．一人暮らしの高齢者の死亡が異臭から周囲の人に気づかれ，身寄りもなく，福祉が埋葬まで対応せざるをえないような事例が，現代のわが国には日常的に起こっている．

ただし，完全死の段階に至った後に，個体が生によみがえることはないものの，完全死の段階になっても，一部の細胞は不可逆的な変性段階に達していないものもあることは確かで，**個体死**と細胞死は異なるところである．

この説に基づいて死の判定を行う限り，判定に誤りはないが，現実に看取りの場で利用されることはない．その理由は，このような変化が明確になるまでに，三徴候に基づいて死の判定が行われた後に，すくなくとも2時間程度かかってしまうということだ．病院でも，在宅においても，看取りの場において，蘇生の見込みがないと判断され，死の宣告を受けた後で，さらに遺族を何時間も待たせ続けることになり，非現実的な対応を強いることになってしまうのだ．

## 超生反応

三徴候説に基づいて生死を判断するとき，ほぼ間違いなく個体死の判定は可能だが，先に述べたとおり，これは組織死や細胞死を意味しない．三徴候説で死亡と判定された後でも，生体と変わらない反応が起こることが知られており，これは**超生反応**（supravital reaction）とよばれる．生と死の境界線付近で起きる現象の名称を**図6**にまとめた．

三徴候説で死亡を宣告された後でも，死亡後2〜3時間程度以内ならば，筋肉は電気刺激に反応する能力を保持している．1818年にスコットランドのグラスゴー大学で行われた実験では，死刑囚の遺体に電気ショックを与えたところ遺体の顔の筋肉がこわばり，さ

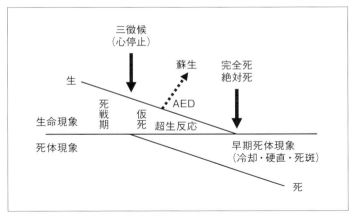

**図 6　死の境界線における現象**

まざまな表情をみせたと報告されている[5]．一昔前の理科の授業では，カエルの筋肉を取り出して通電すると収縮する実験を行っていたが，これも超生反応の一種といえるかもしれない．

またヒスタミンを遺体の皮下に注射すると，その周囲の立毛筋が収縮して鳥肌が立つこともある．炎天下においておくと，遺体は紫外線に反応してメラニン産生が増加して日焼けがおき，髪の毛やヒゲさえも，死後に伸びてくる．空気の通り道である気管の粘膜表面には線毛上皮細胞が並んでおり，ゴミなどの異物を上部に押し戻し，痰と一緒に排出する機能がある．解剖の際に気管を開いて墨汁を一滴たらすと，時間の経過とともに墨汁は気管の上部へゆっくり移動する．これは，気管の線毛上皮が異物を排除しようとする現象によるものである[6]．

さらに，遺体の皮膚を少し掻き，培養液に入れると，線維芽細胞が増殖したり，精子は固有の運動能を保持していたりなど，三徴候説に基づき個体死と判定された後も，実はさまざまな生命現象は継続している．

移植医療の現場では，遺体から腎臓や角膜を取り出し，別の生体に移植する．このことは，個体死と判定されたとしても，腎臓や角

膜は不可逆的な機能停止の段階には達していないことを意味している．これも個体死が組織死や細胞死とは異なることの証左といえる．さらに時間が経過すると，これらの超生反応も消失し，すべての組織や細胞が不可逆的な変性段階に達していく．個々の細胞が活動停止に至る細胞死には，分単位ではなく，時間/日単位の時間がかかってしまうのが実態である．

## 低酸素脳症

　心肺停止（CPA）状態に陥ったとしても，その後の数分間はROSC可能であるという生と死の境界線上での復活の可能性は，救急医学にとって，蘇生という大事な現象になっている．古典的なカーラーの**救命曲線**は，1981年にフランスのカーラー（Morley Cara）が作成した死亡率の目安をグラフ化したもので，心臓が停止してから3分間，呼吸が止まってから10分間，多量出血が続いて30分間放置されると，それぞれ蘇生率は50%にまで低下するとした．この時間的な蘇生可能性は，ゴールデン・アワー説（golden hour principle）として知られている．ただし，あまりデータ上の裏づけがあるものではなく，あくまでもおおまかな目安にすぎない．

　現在では，2000年にスウェーデンのホルムベルグ（Mikael Holmberg）が発表した**救命曲線**（**図7**）がよく用いられるようになっており，CPA後の経過時間と救命率の目安をグラフ化したものになる．命が助かる可能性は，当然のごとく，時間とともに減少し，CPA状態が発生して5分程度で，蘇生できる確率は50%を下回ってくるとしている．現場に居合わせた人が心肺蘇生を行った場合には，救命のチャンスを高めることができることを示している．

　このCPA後の蘇生現象は，別の見方をすれば，蘇生限界点はどこにあるかということを問うている．CPA後も機能を保持する生命現象もあり，臓器や細胞によって，その機能保存には，相当な時間差があるのが実態である．なかでも，脳はブドウ糖を中心とするエネルギーと酸素を大量に消費する臓器であることから，脳への血

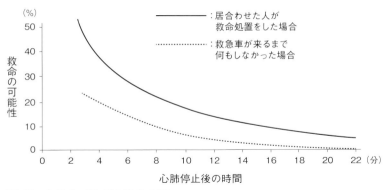

図 7　ホルムベルグの救命曲線

流が停止すると，意識は15秒以内に消失してしまう．
　そして，3～5分以内に心拍動が再開すれば，後遺症を残さないケースも多いとされるが，再開までに時間がかかると，後遺症として脳に障害が残る可能性が高まる．脳は早期に不可逆的な変性の段階に達してしまうという脆弱性があるのが宿命で，蘇生術によって脳に血液を送り続けることが後遺症を残さないためにも重要となってくる．
　脳へ送られる血液循環量の低下に伴い酸素供給が途絶えた結果，注意力障害・判断力低下・運動障害等の症状が出現したとしても，短時間であれば一過性に回復する．しかし，脳細胞が長時間低酸素状態におかれると，脳の中でも弱い部分とされる海馬・大脳皮質・淡蒼球・小脳といった部位に障害が残ることがあり，記憶障害・意識障害・認知症・振戦（指の震え）・ミオクローヌス（瞬間的な筋肉の収縮）・痙攣などの症状が，蘇生後も続くことがある．
　このような後遺障害を総称して，**低酸素脳症**（hypoxic-ischemic encephalopathy）や，蘇生後脳症とよんでいる．原因として，外傷に伴う出血から血圧低下を伴うショック状態，心筋梗塞といった重度の心臓疾患に伴う心停止，異物を喉に詰まらせた窒息状態などさまざまな状況がありうる．CPAやショック状態から蘇生しても，

低酸素脳症を発症し，最終的には亡くなってしまう場合も多いのが実態である．さらに，虚血とよばれる血流量の低下や酸素供給の不足に伴い起こる，臓器の機能としての脳の脆弱性が，脳死とよばれる身体の状態をもたらす原因ともなっている．

## 臨死体験

　いったん心臓が停止して三徴候が揃い，蘇生の見込みがないと判断されると死亡が宣告される．しかしながら，蘇生の見込みには客観的な指標があるわけではなく，とりあえず蘇生術を試みたうえで，生命徴候が回復するかを確認することしかできない．そして，三徴候が揃った段階で人の死とすることは，100%正しいとは限らないことは，前述したとおりである．仮死や臨死とよばれる状態にあったとしても，AED等の措置によって復活することはありうることなのだ．

　幸運にして，このような死の淵を経験から生還した人たちは，**臨死体験**（near death experience：NDE）とよばれる特異な体験を語ることがある．実際に臨死体験をした人からの回答には，多くの共通点がみられる．「暗いトンネルを抜けるとまばゆい光が見える」「死んだはずの家族や親戚が出迎える」「三途の川を渡った」「天使や神を見た」「幽体離脱を体験した」などが典型的な例である．評論家の立花隆氏は，実体験者から聴取した記録を『臨死体験』という著書にまとめている[7]．

　臨死体験は，安らかに死を迎えるための生体反応とされ，エンドルフィンの大量分泌説や低酸素状態に起因するのではないかと諸説がある．三徴候が揃った後でも，一部の臓器や細胞レベルでは不可逆的な機能停止の段階には達しておらず，ある意味で，特に大脳がもつ意識や記憶といった機能は，CPA後でも多少なり保持されている可能性を示している．この臨死体験の現象は，一種の超生反応なのかもしれないと考えている．

## 社会制度としての死

蛇足になるが，社会制度上に特有の死の判定が存在するので，これについても簡単に記載しておく．

生物学的な人の死とは遺体があってはじめて確認できる事象ではあるが，行方不明となり対象となる遺体を欠く場合も往々にしてある．法律上これは「失踪」とみなされる．その数は年間数千人に達しているのが現実で，警察庁の統計によれば，令和4（2022）年度に行方不明者届がされたのは84,910人で，うち所在の確認ができたのは67,415人に留まり，残りは所在が確認できていない[8]．

社会的に行方不明者の死亡を認めないと，遺産の相続もできないし，離婚も成立せず，残された者が再婚できないことになってしまう．民法30条によれば，不在者の生死が7年間不明なときは失踪宣告を受けることができる．台風等の災害や戦争で行方が不明となった場合には，死亡の可能性が高いことから1年間の所在不明で失踪が認められ，これは**危難失踪**とよばれる．東日本大震災の際には，特例として地震発生後3ヵ月で危難失踪が認められたことは有名である．

### 文献

1) 柳澤桂子．われわれはなぜ死ぬのか―死の生命科学．草思社；1997．
2) Broadway DC. How to test for a relative afferent pupillary defect (RAPD). Community Eye Health 2016;29 (96) :68-9.
3) 菱木昭八朗．邦訳・スウェーデン家族法主要法令集．人の死の判定基準に関する法律 (1987)．(https://www.senshu-u.ac.jp/School/horitu/researchcluster/hishiki/hishiki_db/thj0090/rex17.htm)
4) NHS Foundation Trust. Verification of Expected Death, Quick Step by Step Guide to be completed within 1 hour following death. (https://www.bfwh.nhs.uk/wp-content/uploads/2023/02/PL1447.pdf)
5) Ure A. Quart J Sci 1819;6;283-94.
6) 桂秀策．やさしい脳死理論―臓器移植のために．丸善プラネット．1998．
7) 立花隆．臨死体験 (上下)．文藝春秋；2000．
8) 警察庁．令和4年における行方不明者の状況．(https://www.npa.go.jp/safetylife/seianki/fumei/R04yukuefumeisha.pdf)

# Memo

第
2
章

脳
死

# 歴史

　筆者は，直接的に脳死判定や移植医療に携わってきたわけではないが，大学での委員会活動や業務を通して，脳死に強い関心を向けてきた．本章では脳死について，これまでの社会的な経緯を中心にまとめてみようと思う．

　死を判定する根拠となる三徴候は同時に現れるとは限らず，むしろ多少の時間差をもって現れてくるのが一般的である．ただし出現の時間差は小さく，特に心臓が停止すると他の2つの徴候も時間をおかず現れてくる．しかし，人工呼吸器等の生命維持装置が利用される現代においては，終末期の徴候の出現に大きな時間差が生じる場合がでてきた．特に，自発呼吸の停止と対光反射の消失に比べて，心拍動の停止が数時間から数日間遅れる現象がしばしば観察されるようになった（**図1**）．この現象は，前述したとおり，自発呼吸と対光反射が脳幹部に神経支配されているのに対して，心臓が自動性をもっていることに起因する．

　1950年代後半になると，パリのクロード・ベルナール病院のモレー（Pierre Mollaret）医師は，この人工呼吸器の使用に伴う特異な状態を"**超過昏睡**（le coma dépassé）"とよんだ[1]．この状態は，病院の管理下では確かに時々起こりうる現象ではあったのだが，1967年に南アフリカ共和国・ケープタウンで，クリスチャン・バーナード（Christiaan Barnard）医師が，脳死患者からの心臓移植手術を世界で初めて成功させたことで，**脳死**（brain death）という概念が注目を集めることとなった．

　脳死の概念が一般に広まるのは，翌1968年にハーバード大学「脳死問題特別委員会」が新たな人の死として脳死を認めてからのことで[2]，同年の第22回世界医師会総会では，心臓提供者の死亡時の判定には脳波の停止を調べること，脳死を判定する医師は移植手術に関与しないこと等が，「シドニー宣言」として決議されるに至った．脳は大きく大脳・小脳と脳幹部の領域に分けられ，脳死とは脳幹を

28

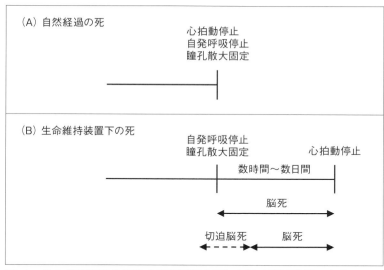

**図 1　生命維持装置を使用する現代医療下における脳死状態の出現**

含む脳全体の機能の不可逆的停止の確認が必須条件とされた．

　臓器移植の際に，なぜ法律で脳死状態をもって人の死としておかなければならないかというと，「**デッド・ドナー・ルール（dead donor rule）**」とよばれる原則があるからだ．この原則は，臓器を得るためにドナーが殺されてはならないことを要求する倫理的・法的規則のことで，法学者のロバートソン（John Robertson）が，1988年に提唱した．そして，脳死を人の死とできるならば，蘇生への努力を中止することが倫理的に許され，法が定めている本人や親族の同意についての条件が満たされた場合には，臓器を摘出することが許されると考えられるようになっていった[3]．

　そして，いったん脳死状態に至ると蘇生限界点を超えてしまい，あとは死を待つ以外にはありえないと考えて，この時点において人の死と判断し，脳死状態から臓器を取り出し移植に用いれば，生着率が向上することから，脳死体からの臓器移植が治療法として広く取り入られはじめた．欧米各国では，脳死判定のための基準が模索され，次第に確立されてゆき，移植医療の体制も整備されていった．

わが国においても，1968年に札幌医科大学の和田寿郎教授によって最初の心臓移植手術が実施されたが，レシピエント（受容者）が手術後83日目に死亡すると，提供者の脳死判定や手術の判断が適切なものであったかについて強い疑問が提起された．和田教授は殺人罪で告発され，最終的には証拠不十分で不起訴となったが，この移植手術に対する社会の不信感は長く続き，わが国において心臓移植は行われない経過をたどり，移植医療は停滞を余儀なくされた．

　脳死を人の死とすることを認めない社会情勢のなか，移植医療を求めて患者が海外にわたり，何千万円，時に億単位といった高額な費用を支払って，現地の人から臓器の提供を受けるケースが後を絶たず，諸外国から強い批判を受けることとなった．そこで，1980年代には，国内においても，臓器移植の普及の目的で脳死判定の必要性が叫ばれるようになっていく．

　当時，脳死判定の国際的統一基準は存在せず，各国ないし各医療機関がそれぞれ独自の判定基準によって脳死判定を行っていた．そのような状況のなか，わが国における標準的な判定基準が模索されていき，1974年に日本脳波学会が，大脳および脳幹の不可逆的機能停止をもって脳死とする脳死判定基準を作成した．

　1985年には，厚生省の研究班が，脳死の病態について研究を行い，『厚生科学研究費特別事業「脳死に関する研究班」脳死判定基準』を公表した[4]．この判定基準は，杏林大学の竹内一夫教授が中心となって作成されたため，**竹内基準**とよばれた．それによると，「脳死とは，脳幹を含む全脳機能の不可逆的喪失であり，対象例としては，①器質的脳障害により深昏睡・無呼吸を来して人工呼吸を必要とする症例，②原疾患が確実に診断されている症例，③現在行いうるすべての適切な治療手段をもってしても，回復の可能性がまったくないと判断される症例として，6歳未満の幼児，低体温・急性薬物中毒，代謝異常や内分泌疾患などを除いて，（1）深昏睡，（2）瞳孔の両側固定と4ミリ以上の散大，（3）対光反射・角膜反射・毛様脊髄反射・眼球頭反射・前庭反射・咽頭反射・咳反射など脳幹反

射の消失，（4）脳波活動の消失，（5）自発呼吸の消失の 5 項目を必須とし，以上の状態が 24 時間たっても変化がないこと」を，条件として示された．

　以降，この竹内基準をもとに議論が展開されることとなっていき，1988 年には日本医師会生命倫理懇談会もこの案を追認し，1990 年に「臨時脳死及び臓器移植調査会」，いわゆる脳死臨調が首相の諮問機関として設置され，国民的な議論がはじまることとなった．これを推進したい医療側に対して，法律家や宗教学者，社会学者等からは，日本の社会には馴染まないといった否定的な意見が多く述べられるなか，法制化へと進んでいくことになったのである．

## 法律の整備

　わが国における移植医療は，1958 年に制定された「角膜移植に関する法律」（旧角膜移植法）にはじまる．対象を角膜移植に限定し，角膜移植のために眼球を死体から摘出することを認めるとともに，その要件と手続きを定めたものであった．この法律においては，臓器摘出の要件において本人の意思については触れられておらず，遺族の意思を優先させていた点に不備をかかえていた．当時の法解釈では，人は死亡したら，自らの身体の処分権にとどまらず，生前の自己決定権まで消滅してしまうと解釈され，遺族の意思決定が優先されていたのだ．

　1979 年には，この旧角膜移植法を廃止して，「角膜及び腎臓の移植に関する法律」（旧角膜腎臓移植法）が制定され，扱える臓器の対象が腎臓にまで拡大された．この法律では，本人が生前に書面によって承諾していれば，家族が拒まないかぎり，移植はできるとしたが，遺族の同意のみでも，死体からの臓器の摘出は従来どおり可能であった．

　死体からの臓器の摘出に関しては，刑法 190 条にある死体損壊罪に触れる可能性がでてくるが，臓器に機能不全を持つ病人の救済のためになされる移植医療の社会的有用性に鑑みて，一定の法定条件

を満たして行われるかぎり，それは合法化されると解釈されていた．これによって，医師は，本人の提供意思が書面により表明されていなくても，本人が特に反対していなければ，遺族の書面による承諾だけで眼球または腎臓を摘出してもかまわないとされていたのである．

図2に示したとおり，年間数十件，死体から眼球ないし腎臓が摘出され，患者に移植される時代が続いた[5]．当時，われわれが行う法医解剖でも，死体からの眼球の摘出に立ち会うことが時々あった．しかし，腎臓に関していえば，やはり死後に摘出された組織では，レシピエントでの生着はしばしば不良で，あまり成績はよくなかった．

脳死の立法化については，1994年に超党派の生命倫理研究議員連盟（中山太郎会長）が，「臓器移植に関する法律案」を議員立法として衆議院に提出した．しかし，脳死を人の死としない立場の金田案も提出されるという展開もあり，審議は停滞し，1996年の通常国会が会期末を迎え，法案はいったん廃案となる．そこで，承諾要件として，遺族の意思で足りるとしていた当初の法案に対して，①本人が臓器提供のために脳死判定に従う意思を書面で表示している，かつ②告知を受けた家族が判定を拒まない場合にのみ，脳死体からの臓器摘出を可能とした第一次修正案が取り入れられ，1997年4月，自由投票による採決で，中山案が可決された．

同年，参議院において審議がはじまったが，法律で脳死を人の死と決めることに対する世論の反対は依然根強く，特に日本弁護士連合会は，脳死を人の死としない立場を強く主張し，臓器摘出は違法行為であるが，特別に罪に問わない違法性阻却説を展開して，そのための4要件をあげた．このような反対意見のなか，中山案にあった「脳死体」という表現を「脳死した者の身体」に改め，脳死を一律に人の死と位置づけることをやめ，移植を前提に脳死判定を行う場合に限って人の死とする第二次修正案が加えられたうえで，可決された．「脳死した者の身体」とは，移植のために臓器の摘出が予定

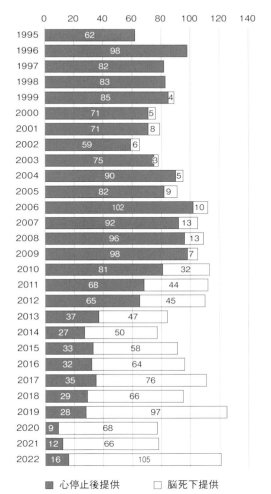

**図 2 移植医療における臓器摘出件数の推移**

されている者の身体を指すとしており，一律に脳死を人の死とすることはしないと決めたのである．

　第二次修正は，政治的な妥協とはいえ，わが国において，法律では脳死をすべての死の基準とはしない一方で，脳死状態を一律に生の状態ともしない不徹底が残ってしまった．すなわち，移植を前提

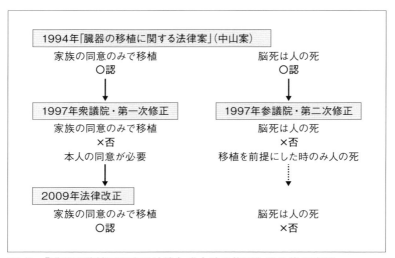

図 3 「臓器の移植に関する法律」成立時の修正とその後の改正

とした場合に限って脳死を人の死として扱い，その他は従来の三徴候説（心臓死）で判定するという２つの死を認めるという中途半端で変則的な形となった．最終的には，1997年6月に**「臓器の移植に関する法律**（臓器移植法）」が成立し，10月に施行された（**図3**）[6]．

さらに，第一次修正により，臓器提供の承諾要件は，旧法では死亡した者が眼球および腎臓の摘出について意思表明していない場合でも，遺族の書面による承諾があれば摘出できるとしていたので，脳死下では遺族の承諾のみに基づく摘出を実質的に禁止したため，これら２つの臓器の摘出を制約することになってしまった．そこで，医療の実態を踏まえて，法律の附則抄で，経過措置として，当分の間は旧法の規定を引き継ぐことも盛り込まれた．**図２**を見ても，脳死移植が始まった後でも，死体から腎臓と眼球の摘出が行われていたことはこの措置による．しかし，これらも徐々に数が減少し，現在ではほぼ行われなくなっている．

また，法律の適用にあたっては，民法（第961条）上の遺言可能

年齢を参考として，15歳以上の者の意思表示を有効なものとして取り扱うとされた．さらに，この法律においては，1991年に世界保健機関（WHO）が，臓器売買の禁止を中心とした「移植ガイドライン」を発表したことを受けて，「臓器の移植に関する法律」に「臓器売買の禁止」（第11条）と処罰の規定が盛り込まれた．

死亡時刻に関しては，2回目の判定時刻とするのが適当とされている．その根拠は，不可逆性が脳死判定の条件となっており，2回目の判定時点でそれが確認されるため，その時刻とすべきというものである．しかし，2回目の判定は6時間以上経過した後に行われるが，施設によって6時間後，12時間後，24時間後と規定はさまざまで，その時の条件や身体状態によっても，実施される時間は定まらない可能性がある．死亡時刻にそのような人為的な要素を反映させるべきではないという意見もあるのは事実である．現実には，1回目の判定時刻を死亡時刻としている国も多いのが実態で，わが国の現状において，脳死判定下の死亡時刻は，死亡診断書（死体検案書）に2回目の判定時刻を記入することとなっており，死後の相続の問題に備えて，1回目の判定の時刻も併記するとされている．

## 脳死判定基準

脳死判定のための基準は，現在は，版を重ねて「法的脳死判定マニュアル（平成22年度版）」として公表されている[7]．

まず，①自発運動，除脳硬直・除皮質硬直，痙攣が見られれば脳死ではなく，心臓は拍動を続けているので，**深昏睡**（deep coma）状態を確認する．意識状態の判定には，ジャパン・コーマ・スケール（JCS）Ⅲ-3方式でⅢ-300（刺激しても覚醒しない，痛み刺激に対してまったく反応しない），グラスゴー・コーマ・スケール（GCS）では3点（開眼：なし，最良言語機能：発語なし，最良運動反応：痛み刺激に対して反応なし）が必要となる．

②**脳波検査**では，頭皮に電極を付け脳波を測定し，活動電位がなく，波形がフラットであることを確認する．ノイズを拾うことがな

第2章　脳死

いように，4 誘導の同時記録を単極導出および双極導出し，30 分以上にわたり連続して調べておく必要がある．脳波検査は基本的に大脳の機能を調べているとされるが，脳幹部の機能評価をあわせて実施するために，体性感覚誘発電位検査や聴性脳幹反応を併用するよう提案されている．

次に，③瞳孔径をスケールや定規を使って測定し，左右とも 4 mm 以上であることを確認したうえで，ペンライトを使って対光反射がないことを確認する．

さらに，④脳幹反射の消失を確認していくが，対光反射に加えて，角膜反射，毛様脊髄反射，眼球頭反射，前庭反射，咽頭反射，咳反射の 6 つの脳幹反射の消失を調べていく．角膜反射というのは，目を開けた状態で，綿棒等で眼球の角膜を刺激したときに目を閉じようとする反応で，毛様体脊髄反射は，顔面に手指や滅菌針で痛み刺激を与えたときに両側瞳孔の散大の有無を確認する検査で，正常では 1～2 mm 散瞳する．眼球頭反射は，頭部を 30 度挙上した状態で，すばやく左右に頭部を回転させたときに，眼球が頭に対して反対方向に動く反応，前庭反射は頭部を挙上したうえで，外耳道に氷水 50 mL を 20～30 秒かけて注入したときに眼球が動く反応，咽頭反射は，喉頭鏡を用いて開口した状態で，吸引カテーテルなどで咽頭後壁を刺激したときに口蓋が挙上する反射，咳反射というのは，気管内チューブに挿入したカテーテルで，気管や気管支粘膜に機械的刺激を与えたときに咳き込む反応になる．

最後に，⑤自発呼吸の停止を調べる．この検査では人工呼吸器を外す作業を行うが，いきなり外すと低酸素から心停止や臓器の障害が発生する可能性があり，実施前に十分に酸素を投与したうえで，開始前の動脈血二酸化炭素分圧（$PaCO_2$）レベルを 35～45 mmHg に調整し，人工呼吸器を外して $PaCO_2 \geqq 60$ mmHg になった時点で無呼吸を確認する（無呼吸テストとよばれている）．ただし，無呼吸テストは他の判定項目をすべて行った最後に行うとされている．

上記①～⑤の条件が満たされた後，すくなくとも 6 時間の経過を

みて，再度確認する作業を行う．すなわち，提供者（ドナー）の脳死の判定には，二度同じ検査を行うことが必要となり，これら検査を2名の医師で実施していく．

心臓や肺の機能停止は，動きを伴った運動そのものなので判断は難しくはないが，脳の機能は調整が中心なので，どこまで調べればよいのかが常に議論になるところである．意識消失と平坦脳波は，大脳機能の停止を判定しているとされ，残りは脳幹部の機能停止を調べているとされている．判定に誤りは許されず，慎重に手技を行うので，1回の判定にすくなくとも2時間程度はかかるほど，大がかりな作業になっている．

## 法律改正

臓器移植法はできたが，脳死判定が増えたかというと，現実には年間10件程度にとどまった．特に小児の移植は困難で，ドナー不足の深刻な状況は変わらなかった．結局，高額の費用を集めて海外で手術を受けるという問題の改善にはあまりつながらなかった．これは，すべてを慎重に決定したことに一因があり，当初から予測されていた．そこで，諸外国のように本人の生前の意思表示がなくとも，家族の同意があれば脳死判定を行えるように，法律を改正する機運が高まった．すなわち，当初の原案のように遺族の意思で足りるとするのが肝であり，この修正に10年以上の歳月を要した．

自己決定権とは，他人の自由を侵害しないかぎり，本人の生命保護に配慮しつつ，自己の行動や生き方について，自らの責任において自由に決定できる権利を意味している．憲法13条に規定された幸福追求権やプライバシーの保護などに基礎をおくとされ，臓器を提供するレシピエント自身に自己決定権があることは当然だが，遺族にも自己決定権を認めなければならないとされ，この両者の自己決定権はともに大切であり，どちらかが優越するものではない[8]．

2009年に行われた法改正により，家族の同意に基づく脳死判定からの臓器移植は，年間60～100件程度行われるようになった．

**表 1 臓器移植法の改正点のまとめ**

| | 改正前 |
|---|---|
| 親族への優先提供 | 当面見合わせる |
| 臓器摘出に係る脳死判定の要件 | 本人が，A．書面により臓器提供の意思表示をし，かつ，B．脳死判定に従う意思を書面により表示している場合であって，家族が脳死判定を拒まないとき又は家族がいないとき |
| 小児の取扱い | 15歳以上の者の意思表示を有効とする |
| 被虐待児への対応 | 規定なし |

| | 改正法 |
|---|---|
| 親族への優先提供 | 臓器の優先提供を認める |
| 臓器摘出に係る脳死判定の要件 | 本人が，A．書面により臓器提供の意思表示をし，かつ，B．脳死判定に従う意思を書面により表示している場合であって，家族が脳死判定を拒まないとき又は家族がいないとき<br>又は<br>本人について，A．臓器提供の意思が不明であり，かつ，B．脳死判定の拒否の意思表示をしている場合以外の場合であって，家族が脳死判定を行うことを書面により承諾するとき |
| 小児の取扱い | 家族の書面による承諾により15歳未満の者からの臓器提供が可能になる |
| 被虐待児への対応 | 虐待を受けて死亡した児童から臓器が提供されることのないよう適切に対応 |

　そして，改正前に行われていた死体からの臓器摘出は，なくなりつつある．ただし，これでも需要には対応しきれておらず，再生医療の進歩が期待されている．

　この法改正では，承諾の要件に加えて**表1**に示した3点もあわせて改正された．ひとつは，従来15歳以上の者の意思表示を有効としたため小児からの臓器摘出が困難であったものを，家族の書面による承諾により15歳未満の者からの臓器提供が可能になったことだ．実際の15歳未満の脳死下臓器提供の件数は，年間4〜11件で推移している．

　次に，親族への優先的な臓器提供である．移植が必要な家族のなかに，脳死状態の人が現れることはなかなかない出来事だが，これは移植医療への動機付けになると期待される．

さらに，被虐待児からの摘出を禁じた．明らかな被虐待児は刑事司法の対象となり，ドナーとなることはありえないが，小児や死にいく者は弱者であり，この人達の基本的人権を擁護することが目的と思われる．この法改正を契機に，機関病院においては虐待防止委員会が設けられ，「児童虐待の防止等に関する法律」にある被疑事例の通告を話し合うようになった．その対象者の持つ家庭環境などの背景まで配慮することを求めたことは意義があったと考えられるが，逆に移植医療推進の妨げにならないか心配する声もある．

## 移植医療

　移植医療とは，臓器の機能不全のため他の方法で治療が困難な場合に，ドナーから提供された臓器や組織などをレシピエントに移植する治療法である．脳死下の臓器移植のための臓器提供意思表示カードに記載された移植可能な臓器は，心臓・肺・肝臓・腎臓・膵臓・小腸・眼球の7つである．これは法律と施行規則（厚生労働省令）により定められているが，実際には，骨髄・臍帯血・血液・膵臓ランゲルハンス島等の細胞・皮膚・骨・腱・心臓弁・血管・気管・耳小骨等の組織も認められており，脳死判定の場で移植コーディネーターから遺族に打診がある場合が多いようだ．

　これまでに2度ほど病院で実施された脳死判定に関わった経験があるが，1度は両親の同意に基づく，小児に対する脳死判定であった．両親の苦悩を慮り，その英断に敬意を感じつつ，緊張感に満ちた現場であった．

　現在では，シクロスポリンやタクロリムスなどの有力な免疫抑制剤が開発され，移植された臓器の生着が良好なケースが大半で，レシピエントの機能回復の効果に非常に高い成果を出している．日本臓器移植ネットワークにより，移植後でもドナー・レシピエント・医療側にも手厚いフォローがあり，移植医療は制度として成熟したものとなってきた．

　臓器の移植には，生体ドナーからの場合と脳死ないし死後に提供

された臓器の場合があり，法改正に伴い脳死判定の数は増え，移植医療は進展したことは確かだが，まだまだ数は足りていない．この影響で，健康な人からの臓器摘出を行う生体間移植が多くなっており，2019年度には，肝臓395件，腎臓2,057件の生体間移植が行われている．病気もない健康体にメスを入れる行為は，現状ではやむをえないのであろう．しかし，生体間移植に関しては，それがドナーの身体傷害を伴った場合に，その合法化の要件について法律では規定するところはなく，刑法の運用に委ねられている．

## 判定基準についての議論

臓器移植法の成立当時，移植行為に対する承認要件よりも，医療の現場における判定基準の妥当性に対する議論に時間の大半が費やされた．たとえば，立花隆氏にいくつかの問題点をあげて批判を展開した[9]．大きな2点をあげておくと，1点目は「判定基準は脳の機能死を見ているにすぎず，器質死まで確認する必要がある．脳死状態になると，脳の組織は変性し，最後には融解し，細胞が壊れてしまう．これを確認するために，北欧諸国で実施されているように血管造影検査を検査項目として追加してすべき」という主張である．脳死とは，大脳・小脳・脳幹のすべての中枢神経系の不可逆的な機能停止を意味するが，一度に全脳死に至るのではなく，大きな臓器のなかでも部分的に機能を残す場合もあり，**切迫脳死**（impending brain death）とよばれる段階が脳死の前段階にありうるとされる．立花氏は，現在は不可逆的かもしれないが，将来には可逆になりうるような微妙な段階（**図1**）であり，機能チェックに頼るかぎりでは脳死の最終段階まで待たず，この切迫脳死の段階で判定基準のすべてが満たされてしまう可能性を指摘した．

2点目は「不可逆性の確認に6時間後の再検査としているが，時間が短く，多くの国で採用されている24時間といった経過をとって，慎重に再検査を実施すべきである」という主張である．これについても前回でも述べたとおり，2回目の実施時刻は施設によって

さまざまで，仮に1回目の判定を朝から実施し，2回目の判定を6時間後に行うとすると，終了するのが夜になり，さらに臓器の摘出や搬送，搬送先での移植手術となると，深夜の対応を余儀なくされるため，かならずしも採用されるスケジュールとはなっていない．

脳死判定基準に関しては，現在，国際的なコンセンサスが"Brain death/death by neurologic criteria（BD/DNC）"として発表されており，具体的な手順や判定方法，判定困難な場合の対応などについて国際的な基準が提案されている．それによると，脳波検査の実施を控えるように提案されており，脳幹反射のなかで毛様脊髄反射は削除されている．さらに成人については，1回の脳死判定の実施でもよいとしており，2回以上実施する場合は検査の間隔を空ける必要はなく，判定医として別の医師を選定するよう提案している．また，2回以上検査を行う場合でも，無呼吸テストは1回でよいとしている[10]．

すなわち，脳死判定が経験的に積み重ねられてきたことにより，判定の必要十分条件が確立されつつあるといえ，導入前に抱かれた疑念も杞憂に終わりつつある．

## 人の死としての脳死

1997年の法律制定時，第二次修正が加えられ，脳死は臓器移植を前提とした場合のみ人の死とし，それ以外の場合に脳死を人の死とは認めなかった．その後も，脳死を人の死とするか議論され，2009年までにA案からD案まで4つの法案が提出された．問題は第6条2項にある「脳死した者の身体」をどのように規定するかにあり，最も積極的に脳死を人の死とする立場のA案で可決され，条文から「その身体から移植術に使用されるための臓器が摘出されることとなる者であって」の部分が削除され，「脳死した者の身体とは，脳幹を含む全脳の機能が不可逆的に停止するに至ったと判定された者の身体をいう」とした．これをもって，脳死は人の死とされたと思われたが，省令で，「脳死が人の死であるのは，改正後におい

ても改正前と同様，移植医療に関する場合だけであり，一般の医療現場で一律に脳死を人の死とするものではない」とされた[11]．「医療で脳死後の治療中止が広がりかねない」等の意見があり，これに配慮した形である．

法医解剖では，実質的に脳死状態であるにもかかわらず治療が継続されたような，高度な壊死状態の脳組織を見る機会がよくある．生命維持技術は発展し，数日とはいわず，さらに長期間の脳死状態の維持もめずらしくないようにも見える．人の生命における蘇生限界点に対する認識は，脳死判定基準をもって，医学的には合意できていると思われる．臨床の場では延命処置をどこまで継続するか，悩ましいところであろう．

## 文献

1) Mollaret P, Goulon M. The depassed coma (preliminary memoir). Rev Neurol (Paris) 1959;101:3-15.
2) 山﨑亮．死をどうとらえるかⅡ：脳死・臓器移植問題の始点―和田移植前後の新聞記事を手がかりに．福祉文化 2004；3：11-25.
3) Robertson JA. The dead donor rule. Hastings Cent Rep 1999;29:6-14.
4) 厚生省厚生科学研究費・特別研究事業「脳死に関する研究班」脳死判定基準．1985.（https://www.mhlw.go.jp/shingi/2010/04/dl/s0405-4g.pdf）
5) 日本臓器移植ネットワーク．脳死臓器移植の分析データ．臓器提供数の年次推移．（https://www.jotnw.or.jp/data/brain-ceath-data.php）
6) 中山研一，福間誠之編．臓器移植法ハンドブック．日本評論社；1998.
7) 厚生労働科学研究費補助金厚生労働科学特別研究事業．法的脳死判定マニュアル．平成 22 年度版．（https://www.mhlw.go.jp/file/06-Seisakujouhou-10900000-Kenkoukyoku/noushi-hantei.pdf）
8) 五十子敬子．死をめぐる自己決定について．批評社；1997.
9) 立花隆．脳死再論．中央公論社；1988.
10) 中村健太郎．脳死判定基準についての考察―国際コンセンサスと本邦における脳死判定基準の違い．日本集中治療医学会雑誌 2022；29：S13-9.
11) 西村信哉．臓器移植と脳死．大阪急性期・総合医療センター医学雑誌 2022；44：3-11.

第
3
章

死亡診断

## 死亡診断書

　病を負った人を診療する以上，医師は患者の死を看取る行為を避けるわけにはいかない．そして，この死の宣告は大昔から医師に課せられた基本的で義務的な医行為になっている．しかるに，その判定に過ちは許されず，勝手な解釈があってもならない．ある医師が「この人は死んでいる」と判定する一方で，他の医師が「まだ死んではいない」と判定するといった違いは許されない．死の判定には，これまでに述べてきたように，普遍的な判断基準が求められる．

　ただし，人を看取るのは医師にかぎるとは法律には明記されてはいない．法律に記載するまでもないことなのかもしれないが，医師法 19 条 2 項診断書の交付義務に，「診察若しくは検案をし，又は出産に立ち会つた医師は，診断書若しくは検案書又は出生証明書若しくは死産証書の交付の求があつた場合には，正当の事由がなければ，これを拒んではならない．」と規定され，同 20 条の無診療治療の禁止では，「医師は，自ら診察しないで治療をし，若しくは診断書若しくは処方せんを交付し，自ら出産に立ち会わないで出生証明書若しくは死産証書を交付し，又は自ら検案をしないで検案書を交付してはならない．但し，診療中の患者が受診後 24 時間以内に死亡した場合に交付する死亡診断書については，この限りでない．」と定めている．戸籍法 86 条では，「死亡の届出には，診断書を添付しなければならない」と規定されており，これらが行為者としての医師の役割の根拠となっている．ただし，歯科疾患が原因で死亡した場合には，歯科医師も死亡診断書の交付は可能であり，医師の立ち会いがないときに，出産や死産に立ち会った助産師も，出生証明書や死産証書を交付することは可能である．

　米国の死亡を証明する書類は死亡診断書（death certificate）の 1 種類だが，わが国の死亡を証明する書類は，**死亡診断書**と**死体検案書**の 2 種類がある．

　死亡診断書とは，医師が直接患者の死の瞬間を見届けた場合や，

直接死を見届けていない場合でも，それまで診療を継続してきた疾患が原因で死亡したと判断できる場合に交付される．たとえば，ある患者が肺がんと診断を受け，特定の医師に通院して診察を継続中に死期を迎え，心臓が止まる瞬間を三徴候に基づきその医師が看取った場合には，当然死亡診断書が交付される．しかし，死期が近づいていても，三徴候が揃う瞬間に医師が居合わせることができるとはかぎらない．死亡から時間がたっていても，医師が直接対面して，診療継続中の肺がんが原因で患者が死亡したと判断できるときにも，やはり死亡診断書が交付される．

　ところが，病院嫌いの独居老人が，最近姿を見かけないことを近所の人が不審に思い，警察に通報して，警察官が室内を調べたところ，ベッド上で死亡して発見された場合など，死因（cause of death）や死亡の時期も，その場では判断が難しい場合は，基本的に死体検案書が交付される．また，診療継続中の患者の死亡でも，診療を継続していた肺がんといった疾病以外の傷病，たとえば病気を苦にして自殺を企てたような場合にも，死体検案書が交付される．

　判断に困る場合としては，救急搬送された初診の患者で，病院到着時に心肺機能停止（CPA）状態で，蘇生術に反応せず，心拍再開（ROSC）がなかったときにどちらを選べばよいのか迷うようなケースだ．一般的には，ROSC がなかったとしても，診察と検査から死因が特定され，病死と判断できる場合は死亡診断書で問題はない．死体検案書とは，ある疾病の診療が継続されていないうえに，患者の心臓が止まるところを直接医師に確認されていないような場合に利用されるものになる．書式としては同一だが，文頭にある死亡診断書（死体検案書）のうち不要な方を二重線で消して，必要な一方を残す形式になっている．

　厚生労働省が公開する Q & A 集には，区別の理由として「死亡診断書は，診療継続中の患者が該当診療に係る傷病で死亡した場合に，診療をした医師が，その診療内容等の情報を基に記入するものである．また，死体検案書は診療管理下になかった死亡について，

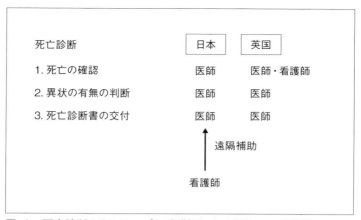

**図 1 死亡診断の3ステップと看護師による補助の日英比較**

検案をした医師が記入するものである．死亡診断書と死体検案書では，記入する医師の立場も書式の持つ意味もまったく異なったものとなることに留意されたい．」と記載されている．しかし，区別することにどれほどの意義があるのか不明な点も残ることから，たびたび疑問が投げかけられてきた．

## 3段階で行われる死亡診断

　死亡診断と一言でいっても，実は三徴候の確認だけですむ話ではなく，死亡診断は大きく3つのステップからなっていると考えている．**①死亡の確認，②異状の有無の判断，③死亡診断書（死体検案書）の交付**，である（図1）．

　まず，死亡の確認（verification of death）は，具体的には三徴候説に基づき，人の死を判定する手技を行うプロセスのことである．

　心臓が停止し，三徴候がまさに揃う時点ならば，三徴候の確認だけで十分だが，亡くなってから明らかにある程度時間が経過している場合もありうる．このような場合には，体温測定・硬直・死斑といった死体現象とよばれる所見もあわせて取っておく必要がある．これらの所見から，おおまかにいつ頃亡くなったのか見当をつける

ことが可能となる.

## 異状の有無の判断

　次に行うのは，遺体に異状がないか確認する作業である．これは，医師法21条において，「医師は，死体又は妊娠4月以上の死産児を検案して異状があると認めたときは，24時間以内に所轄警察署に届け出なければならない」と規定されていることに基づく．この異状死の届け出に関して，法律の条文にはまったく具体的な記載はなく，死亡診断のステップのなかで最も判断を迷うところであり，以前から繰り返し問題となってきた．この異状の解釈については，これまで紆余曲折があった．

　昭和末期，脳死を人の死とするかどうか，脳死臨調が立ち上げられ，社会的な議論が活発であった．当時の日本法医学会は，脳死を人の死とすることを肯定する立場をとり，1986年に開催された総会で，脳死を人の死とする案に賛成の決議をする予定であった．会場には反対派が乱入し，予定していた決議に異議がだされ，総会が荒れるのではないかと心配されていた．実際には，強硬な反対意見はなく決議は行われたが，そんな会場に3人の他領域の医療関係者が訪れた．一人は某大学救急医学の教授で，残りの2人はどなたか知らなかったが，移植に関連する外科系学会の重鎮と思われた．脳死判定を進めるにあたり，医師法21条にある警察へ届け出るべき死亡とはどのような事例か具体的に示してほしいとの要望であった．

　この臨床側からの要請を受けて，日本法医学会は，慶應義塾大学医学部法医学教室の教授を中心に，異状の判断基準について協議を重ね，少し時間はかかったが，1994年5月に「**異状死ガイドライン**」として公表した．このガイドラインは，"異状とは内因性疾患に起因する病死および自然死を除いたすべてを含む"という基本的な考え方のもとに作成された．この考え方は，医療から見たときにわかりやすい面があったので採用されたと考えられる．ただし，この異状に対する考え方は，このガイドライン作成時にはじめて提案さ

れたものではなく，検察官や警察官が行う検視に対する議論において
も，昭和 30 年代に東京高等検察庁の三堀博検事により提唱され
たことがある[1].

このガイドラインをはじめて見たときは，臨床医に配慮した内容
と思われ，やや細かい印象を受けたものの，それ以上の感想はな
かった．静かな船出と思われたが，これが後に一人歩きして，医学
界を揺るがす問題に発展するとは，当時はまったく予想していな
かった．

1999 年，リウマチ患者に誤って消毒薬のヒビテンを静脈注射し
て死亡させた都立広尾病院事件が起こった．主治医と病院長に問わ
れたのは，死亡診断書の虚偽記載による刑法 156 条虚偽有印公文書
作成違反と，異状死の届け出遅延による医師法 21 条違反であった．
主治医はこれらを全面的に認め，略式起訴で判決を受けたが，病院
長は，医師法 21 条は，診療を継続してきた患者に適応するもので
はなく，憲法第 31 条法定手続きの保障に反し，届け出れば罪責に
問われる恐れがあるので，憲法第 38 条 1 項黙秘権に反すると主張
して最高裁まで争った．

しかし，病院長側の主張は認められず，治療中の患者であっても，
死亡後に改めて死体を検案して異状を認めたとするならば，警察へ
届け出なければならないと，2004 年 4 月に判決が下された．すな
わち，その死因等の診断行為において業務上過失致死等の罪責を問
われるおそれがある場合でも，異状死に関する医師法 21 条の届出
義務を負うものとされた．

その後，厚生労働省が，異状の判断にはこの日本法医学会が作成
した「**異状死ガイドライン**」を参考にするようにとした．しかし，
このガイドラインには，「【4】診療行為に関連した予期しない死亡，
およびその疑いがあるもの」の項に，「注射・麻酔・手術・検査・分
娩などあらゆる診療行為中，または診療行為の比較的直後における
予期しない死亡」「診療行為の過誤や過失の有無を問わない」といっ
た記載があり，かなり広義的に医療関連死亡を“異状死”と解釈す

るものであった．これに従えば，広く病院内での死亡を警察へ届け出る必要がでてくるために，外科学会を中心とする臨床医からこのガイドラインへの疑義や反論が出された[2]．

このガイドラインをきっかけに法医学そのものへの反発が強まり，その後の 20 年間は，法医学というだけで，いきなり怒鳴りつけられたり，囲まれ詰問されたりと，不快な思いをさせられることが幾度となくあった．これは，現在でも続く不当なバッシングだが，それが影響したのか，医療関連死の問題に取り組もうとする法医学関係者は，ほとんど誰もいなくなってしまった．

本を正せば，このガイドラインは，臨床側が求めたものであり，医療事故が社会問題化する以前に作成されたものだ．警察が扱う遺体に対して，死因究明の目的で行われる解剖は法医学が全面的に引き受けているが，筆者の経験では，院内で発生した医療事故を病院自ら警察に届け出たことで実施された解剖は，これまでに大学附属病院からのものが 3～4 件あるのみで，他にはない．すなわち，広尾病院事件の以前も以降も，医療側は院内で発生した事故を，自ら警察へ届け出ることはきわめてまれであった．それを考慮すると，法医学会の異状死ガイドラインの文面は実態に即さない表現になっていた．

他国では法律に明記されている大切な事項を，しっかり議論もせずに，学会のガイドラインですませようとする行政や立法・司法の姿勢に，根本的な問題があったと考えている．

## 異状とは

もう少し異状の内容を考えてみる．似たような条文は「**死体解剖保存法**（昭和 24 年法律第 204 号）」にもあり，第 11 条に「死体を解剖した者は，その死体について犯罪と関係のある異状があると認めたときは，二十四時間以内に，解剖をした地の警察署長に届け出なければならない」とあり，"犯罪に関連のある"と異状について但し書きが加わっている．

もちろん，遺体を外表から観察した時点と，体腔を開いて解剖を実施した時点とでは，判断の根拠となる条件は異なる．しかし，法律が想定する異状の内容に大きな相違があるとも思えない．仮に，死体解剖保存法にいう“犯罪に関連のある異状”と異状を規定した時に，首を絞められた痕があるとか，刃物で刺された傷があるといった明らかな犯罪性を認めた場合を除いて，その死体のどこに犯罪に関係する所見があるのか，犯罪捜査に疎い医師が，法律や判例，その適用範囲を知るわけではないので，届け出の的確な判断は医師には当然難しい話である．したがって，届け出を怠ったところで責めることはできないはずである．犯罪性について，誰にでもわかるような具体的な判断基準が提示されないかぎり，この条文の表現だけでは判断のしようがない．

　それでは，実際の裁判では，異状はどのように解釈されているのであろうか．この解釈を示した初期の判決文として，東京地裁八王子支部判決（1969 年 3 月 27 日）が知られている[3]．病院の入院患者が，病院を抜け出し所在不明となっていたところ，2 日後に裏山の沢内で意識なく倒れているのを発見され，病院に搬入後，診察した医師が死亡を確認し，身体を調べたうえで，診療継続中の疾病による病死と判断して死亡診断書を作成し，警察へ異状死の届け出を行わなかった事案になる．

　厚生労働省が公表する「死亡診断書記載マニュアル」によれば，診療継続中の患者の死亡に立ち会っていない場合でも，係る疾病で死亡したと判断できる場合には，死亡診断書の交付を行ってもよいとしているので，本件において，医師は死亡前に診察した際に疑った尿毒症の進行による心臓麻痺で死亡したと判断し，診療継続中の患者に対して病死とした．そうだとするならば，警察への異状死の届け出の必要はない．すなわち，届け出をしなかったこの医師の行為に落ち度があったとはいえないことになる．

　一方で，冬季に冷たい水の流れる沢内で発見されたとするならば，水温は低く，水の熱伝導も大きいので，低体温の影響は考慮さ

れるべきで，身体に傷がなかったとしても，外因死を疑わなければ
ならない．これは誰でも想像がつく，常識の範囲のことであり，病
死という判断におおいに疑問が残ることになる．

　この判決文においては，「発見されるに至ったいきさつ，死体発見
場所，状況，身元，性別等諸般の事情を考慮して」判断すべきであっ
たとしている点は，適切な指摘といえる．一方で，その前文に「異
状とは単に死因についての病理学的な異状をいうのではなく死体に
関する法医学的な異状と解すべき」とある．医師法 21 条違反が問
われた他の判決でも，異状とは法医学的なものとしている．おそら
く，病理学的なものとは，癌や感染症を含む内因性ないし病的な疾
病であるのに対して，法医学的なものとは，交通事故や中毒を含む
外因的なものを想定しているのだと思われる．一般の人からみれ
ば，法医学とは推理小説やサスペンスドラマでのイメージが強いと
思われ，「法医学的な異状」というのは，犯罪を想起するような意図
的なものを思い浮かべるかもしれない．

## 異状死の大半は内因死

　しかし，実際の法医学では，循環器系疾患や脳血管疾患といった
突然死をきたしやすい病死が，異状死事例の 3 分の 2 を占めている
のが実態である（**図 2**）[4]．これは東京都監察医務院がまとめる統計
データベースを見れば明らかである．司法解剖では，犯罪死と変死
を対象としており，非犯罪死を対象とする行政解剖とは内容が異な
るが，病死を多く含むことに変わりはない．

　なお，WHO によると**突然死**（sudden unexpected death）と
は，「予期しない発症から 24 時間以内の死亡ないし病死」と，厚生
省突然死研究班（1992 年）では，「予期せぬ発症から 24 時間以内
の内因死で，発症時寝たきりまたは寝たきりの状態でなかったもの
（1 週間以内の軽い前駆症状があっても突然死）」と定義されている．
要するに，外因である交通事故といった外力の作用から短時間内で
死亡した場合を突然死とはよばず，あくまで病的な要因から病死し

第３章　死亡診断

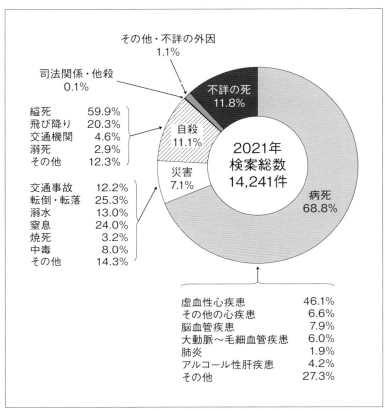

**図2 東京都監察医務院の年間検案数における死因の種類別の割合および主要死因**[2]

た場合を意味している．法医学では，突然死を内因性急死とよぶこ
とも多い．

　たとえば，20歳代男性が会社に出勤してこないことを不審に
思った同僚が，本人宅を訪れたところ，自室のベッド上で死亡して
いたような場合を想定してみる．もし，QT延長症と診断を受け，
通院のうえで$\beta$ブロッカーを服用していたとするならば，この病歴
から致死的不整脈を続発した病死が疑われる．これは突然死に該当
する．一方で，死亡を推測するに足る病歴や生前の症状を欠き，身
体に外傷はなく，中毒の可能性もないとする．この場合に，根拠を

持って死因を推定することは難しく，死因を不明とせざるをえない．すると，異状死と判断され，届け出が行われる．

このような死因を説明するに足る病歴を欠き，当初死因が不明とされた事例が相当数あるのが実態で，自殺や他殺，事故による外因死が，かならずしも対象の中心を占めるわけではない．そして，解剖を実施して死因を調べてみると，突然死とよばれる亡くなり方をした病死群が多数確認されることになる．

すなわち，裁判に直接関係する司法関係者ですら，何を届け出るべきか，具体的で客観的な基準を想起することは難しく，「法医学的なもの」という曖昧で抽象的な言葉でお茶を濁しているのが現状である．

それでは異状には，現在参考にできる判断基準があるのであろうか．唯一あげられるとするならば，さきほども取り上げた東京都監察医務院が公表している「異状死の届出の判断基準（医療機関向け）」がある．そこには，大きく3つの場合をあげており，**表1**[5]に示したとおり，①全ての外因死（災害死）とその後遺症・続発症，②自殺，他殺，③死因不明，外因か内因か不明の場合，に分けられる．煎じ詰めると，外因子と死因が不明な場合になる．

ここに記載されたものが，これまで判決文で使われてきた「法医学的なもの」の具体的な中身に相当するといってよい．有効に機能しているという点において，この東京都監察医務院の基準が目安になるのであろうが，諸外国のように，本来は立法府がしっかりした判断基準を決めて，法制化したほうがよいに決まっている．そうしないと，また「異状死ガイドライン」の時と同様に，特定の団体や機関に全責任を負わせて，不満や対立だけを煽ってしまうことになりかねない．

## 外表異状説

都立広尾病院事件の最高裁判決（判例タイムズ1153号）[6]では，「医師法21条にいう死体の検案とは，医師が死因等を判定するため

**表 1　東京都監察医務院が示す異状死の判断基準**[5]

**届出が必要な異状死**
・全ての外因死（災害死）とその後遺症，続発症
・自殺，他殺
・死因不明，内因か外因か不明

**届出の必要がない普通の死**
・診断のついた病死
・新規患者の院内死亡であっても病死であることが画像や心電図等で診断（ないしは推定）できる場合で，異状死（上記）にあたらないもの

に死体の外表を検査すること」とし，2013年には厚生労働省が「死体外表に異状がなければ警察届出の義務はない」と21条の解釈について見解を表明したことから，異状の判断は外表の観察に依存すると解釈されて，**外表異状説**とよばれている．

　もちろん，体の外表を丁寧に調べて異状の有無を確認することが前提であり，必要な行為である．しかし，これで十分かというと，不十分な場合があるのが実態だ．この条文は明治時代にできたとされるが，時代は変わっており，たとえばその人の既往歴や通院歴も調べればすぐにわかり，救急搬送されていればさまざまな検査結果も参考にできる．厚生労働省の通達も，"診療継続中の入院患者に限って"と，但し書きを加えたほうがよいと思う．たとえば，救急に搬送された患者の身体外表に異状がないからといって，薬物摂取の影響は排除できるのか，熱中症の可能性はないのか等，やはり，身体の外表の所見に加えて，死亡診断の時点でわかっているさまざまな情報を加味したうえで，総合的に判断されるべきものなのだ．

　スウェーデンでは，届け出をすべき死体を「明らかな病死以外のすべての死」としているそうだ．英国における届け出基準を後で提示するが，外表の所見に関する記述はない．身体の外表を観察して普通の人と変わるところがなければ，異状に該当しないとすることには無理がある．そういう意味で，医師法21条の条文はあまりに具体性に欠け，時代錯誤的なので，現代に合った内容に改善されるべきと筆者は考えている．

## 医療事故

　外表異状説は医療事故に関連して，特に弁護士たちが声高に主張してきた．話が本筋からかなり脱線するが，わが国において異状死の届け出はこの医療事故との関連なしでは語ることができないので，もう少し述べておく．

　個人的なことになるが，40 年あまり法医解剖を担当し，これまでにすくなくとも 200 件程度の医療事故の解剖嘱託を受けてきた．これらのうち刑事裁判に至った事例は 1 件もない．謙抑的対応といわれるが，医療に起因する死亡については実質的に刑事免責状態だったのである．

　一方で，遺族が抱く医師に対する処罰感情はきわめて強く，切々とした訴えを聞かされたことも何度となくあった．「刑事裁判に進むのは難しいので，民事裁判に回ったほうがいいですよ」と説得するのが常である．臨床医側からすると，法医学者は警察と一緒になって刑事責任を追及してくるようなイメージを持っていることがあるが，われわれからするとむしろ逆で，刑事裁判化しないように努力してきたのが実態である．

　そもそも医療事故の警察への届け出からして，病院が自らの院内事例を届け出ることはほとんどない．遺族が警察へ駆け込み，刑事告訴や告発をする事例が多そうに思われがちだが，実際には想像するよりも数は少ないもので，筆者の部署で 3〜4 年に 1 件といった感じだ．一方で，クリニック，中小病院や介護施設で発生した急変事例が，主に三次救急を担当する基幹病院に救急搬送され，処置を行った後に死亡したものを基幹病院側が警察への異状死の届け出をした事例というのが，実数を数えたわけではないが，3 分の 2 程度を占める．臨床医たちは医師法 21 条による医療事故の警察への届け出はとんでもないといいつつ，この制度の恩恵を最も受けてきたのは実は彼ら自身なのだ．しかし，個々の医師には，このような構図になっている自覚はない．

また，医療事故が刑事裁判化した事例は毎年若干あるようだが，きわめて例外的なもので，その過誤の程度というよりは，何か別の事情が作用している印象である．さらに，医療事故の裁判では高度な専門的評価が問われるので，起訴の判断の時点から同じ領域の臨床医の意見が最も重要視されるのであって，法医学側から何か重大な過誤があったと指摘することはない．第三者からみた客観的資料として解剖所見を利用してもらうだけだとわれわれは考えている．現在は，医療法に基づく**医療事故調査制度**の時代になっている．新制度導入以降でも法医解剖における医療事故の件数は決してゼロにはなっていないが，かなり減っており，助かっている．

　この数年間，附属病院の医療安全を担当してきた．外部委員を招いた事故調査委員会にも何度か参加し，調査報告書を作成したこともある．医療関係者だけの非公開会議だが，多種職の者が関わることで，公平な議論ができる体制になっていると思われる．全国の医療機関から医療事故調査・支援センターへ報告された事例に基づき，日本医療機能評価機構から報告される医療安全情報にも，有用なものが多くある．

　一方で，医療現場への警察捜査は，ごく一部の例外を除き，実質的になくなり，行政処分も医療事故をほぼ対象にはしておらず，事故軽減のために機能しているようにはみえない．民事裁判だけが，診療内容を問える場となっている．しかし，民事訴訟すらも，ADR（Alternative Dispute Resolution）とよばれる裁判外紛争解決手続が普及し，現実的な金銭交渉が中心となってしまい，診療内容やその体制が真剣に議論されることは多くないのかもしれない．

　ことさら医療現場で警察捜査が行われることは，まったく必要のないことだが，すくなくとも英国のGMC（General Medical Council）のように，免許を管理する組織が市民の苦情を受け付け，医師の医療活動の妥当性について調査し，勧告する権限を持ち，ライセンスコントロールを行えるようなシステムが望ましいことは確かである．しかし，調査などと言うと，警察捜査とどう違うのかと

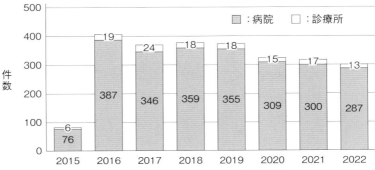
**図 3　医療事故調査制度におけるセンターへの報告件数**

いうことになりかねず，実際に GMC の判断に不満を持つ医師が異議申し立てを起こし，制度の運用は混沌としているとも聞く．

院内で発生したインシデントについてレポートを提出する制度が，医療安全を目的に病院において広く実施されているが，これは非常によい制度で，医療事故の軽減や防止に大きく貢献していると思われる．一方で重大事案については，医療事故調査制度が十分に機能することに期待するのみである．しかし，当初予想されていた件数が年間 2,000 件以上であったのに対して，**図 3** に示したとおり，実際の報告件数は 300 件程度で推移しており，伸び悩んでいる．これまでに 1 件の報告もない病院がたくさんあるとされている．

調査報告書は，遺族には開示されるが，裁判での利用はできず，平易な表現に努めたとしても，一般の方が理解するには容易でない文章になっていると思う．患者の安全（patient safety）が世界的な標語として掲げられるなか，わが国の医療事故調査制度が，広く普及し，有効に機能することを願っている．

## 英国での届け出

2017 年に，厚生労働省の看取り事業で，在宅での看取りの現場を視察する目的で，英国を訪れる機会があった．看護学の Y 教授とともに尋ねたのは，チェシャー州サンドバッチ市（Sandbach,

Cheshire）の訪問看護ステーションとロンドンのホスピス協会だ．家庭医であるGP（general practitioner）や在宅看護を担当している看護師にインタビューを実施したところ，患者の看取りの際には，在宅や施設内での死亡でも，GPは**コロナー**（coroner）に報告をし，電話で気がねなく相談しているとの話が印象的であった．

コロナー制度はわが国にはないもので，コロナーは死亡事例を専門に扱い，警察とは独立して，死因や，自殺であるかなどの死因の種類を最終的に判断する．捜査権はもとより，死因審査（Coroner's Inquiry）や検死陪審（Coroner's Inquest）により調査内容を審査し，時に勧告ができる権限を与えられている[7]．日本における警察による捜査との大きな相違は，刑法犯を前提とする必要はなく，純粋に死因究明を目的として活動できる点で，選任方法は推薦や選挙により，弁護士等の法曹関係者か医師が任にあたる場合が多いとされる．

そして，英国におけるコロナーへの届け出の基準は法律に明文化されており，**表2**[8]に示す6項目があげられている．外因死と死因不明の場合は当然として，もう少し細かく基準をあげており，州によって修正されているそうで，もう少し平易な言葉で言い直した版も公表されている．たとえば，**表3**[9]は訪問したチェシャー州イースト市域での届け出基準で，手術後1年以内の死亡も届け出の対象としているとのことであった．

そして，法律では戸籍係，医師，警察官にコロナーへの届け出を課している．すなわち，行政，医療，警察が，同じ判断基準でコロナーへの届け出を行うように求めている．わが国では医療側の判断する異状死と警察が判断する変死とで判断基準が異なっており，ここが英国とわが国で大きく違う点である．

## シップマン事件

現地での聞き取りで印象的であったことは，GPやスタッフたちが繰り返しシップマン事件のことを口にしたことだ．1998年に

**表 2　英国におけるコロナーへ死亡を報告する際の判断基準**

Regulation 41 of the Births and Death Regulations 1987 requires a registrar to report a death to the coroner "if the death is one：

a. in respect of which the deceased was not attended during his last illness by a registered medical practitioner；or
b. in respect of which the registrar：
　i. has been unable to obtain a duly completed certificate of cause of death；or
　ii. has received such a certificate with respect to which it appears to him, from the particulars contained in the certificate or otherwise that the deceased was not seen by the certifying medical practitioner either after death or within 14 days before death；or
c. the cause of which appears to be unknown；or
d. which the registrar has reason to believe to have been unnatural or to have been caused by violence or neglect or by abortion or to have been attended by suspicious circumstances；or
e. which appears to the registrar to have occurred during an operation or before recovery from the effect of an anaesthetic；or
f. which appears to the registrar from the contents of any medical certificate of cause of death to have been due to industrial disease or industrial poisoning".

　シップマン（Harold Shipman）医師は，薬剤を使用して患者を殺害した容疑で逮捕された．捜査が進むにつれて，長年にわたって，誰にも気づかれずに，多数の患者を意図的に死亡させていた疑いが浮上し，その被害者数は 200 を超えるとされ，正確な数字は現在までわかっていない．訪問先は，この事件の舞台となったマンチェスターに近かったのである．

　図 4 に示したのは，英国でのコロナーへの届け出の割合を示したグラフである．英国では全死亡の約 4 割がコロナーに届けられている．その半数の 2 割程度を，実際にコロナーが直接死因調査を行い，そのうち inquest と記された 6％程度で解剖が実施されている．残り 2 割はコロナーへの報告だけで，その後医師が死亡診断書を作成して終わっているようだ．図中で示したデータは，2008 年と少し古いものだが，公表されている最新の資料を見ても，コロナーへの届け出の割合に大きな変化はない[10]．

**表 3　コロナーに報告する死亡（チェシャー州，イースト市）**

Deaths are to be reported to the Coroner in the following circumstances :
1. The cause of death is unknown
2. The death was violent, unnatural or suspicious or unexpected
3. The deceased has not been seen by the doctor within 14 days before death.
4. The death may be linked to poison or drugs
5. The death may be due in whole or part to an accident, no matter when the accident occurred
6. The death may be due to self neglect or neglect by others, including poor care in a residential or nursing home
7. The deceased has had a surgical procedure or significant trauma (i.e. pathological fracture) in the last 12 months.
8. The death may be due to an industrial disease or related to the deceased's employment or the deceased was in receipt of industrial injury or disablement pension or war pension, even if the death does not appear to be related to the condition for which the pension has been awarded. e.g. asbestosis or mesothelioma.
9. The death may be linked to a fracture. It is best practice to report a death when the deceased has suffered a fracture within the last 12 months.
10. All children under 18 years of age
11. The death may be due to a lack of medical care or allegations of medical mismanagement have been made
12. The death may be due to the actions of the deceased, including suspected suicide, drug or solvent abuse.
13. The death occurred within 30 days of SACT (Systemic Anti Cancer Therapy), ie chemotherapy or radiotherapy.
14. The death is one where the resident was subject to a DOLS

DOLS : Deprivation of Liberty Safeguard Order.


　インタビューをした GP によれば，携帯電話にはコロナーの電話番号が登録されており，年に 2～3 回はコロナーに相談のために電話をするとのことであった．わが国においては異状の定義がされていないうえに，迷った時に相談する窓口が，東京都監察医務院を除けば，有効に機能しているものはないといった点が問題である．厚生労働省と警察庁の間で連携がとれていない縦割り行政のなかで，医師に異状死の届け出を義務付けることに実効性があるとは思えないところだ．

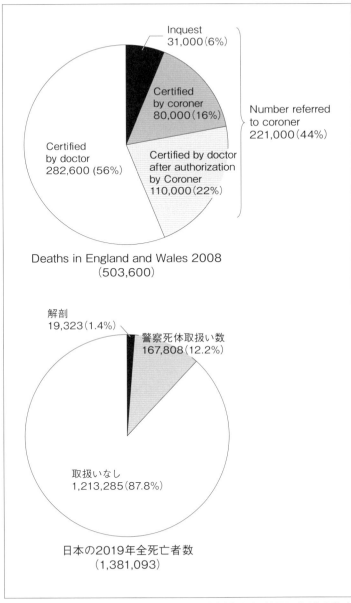

図 4 英国におけるコロナーへの届け出割合とわが国における警察取り扱い死体（交通事故死を除く）の件数

さらに現地で聞いたところでは，死亡時にもし輸液が行われていれば，医療側が勝手に針を抜くことはできず，輸液ポンプの目盛りを変えることもコロナーの許可なくできないとのことであった．このことからは，薬剤投与による積極的安楽死が行われていないか，厳しくチェックしようとする司法と行政側の姿勢がうかがえた．

## 変死

異状死に似た言葉に変死がある．これは司法の用語であり，刑事訴訟法第229条は，変死体があった時に，検察官に検視を義務付けており，それを警察官に代わって行わせることができると規定している．取り扱う遺体の数は膨大で，実態としては特定の研修を受けた警察官（司法警察員）が大半を担っており，それを"代行検視"とよんでいる．この検視には司法検視と行政検視があり，司法検視は犯罪に関連する死亡か否かを調べるものであり，医師の立ち会いを求めている．一方で，行政検視や見分は，犯罪性はないと判断された事例に，福祉や公衆衛生の観点から，死因究明を目的の中心にして行われる．

この変死の判断や，その際に実施される検査については，警察庁刑事部が検視規則・死体取り扱い規則としてまとめており，扱う死亡者を犯罪死体，変死体，非犯罪死体の3つに分けている．本来は，犯罪死体と非犯罪死体の2つしか存在しないはずだが，十分に状況が判明していない死亡直後の時点においては，犯罪に起因するかどうかについて疑いのある灰色の場合もありうるので，変死体とよばれる．この時の区別の基準は，犯罪性ということになる．実数は，おおむね非犯罪死体が9割，変死体が1割，犯罪死体はごく限られた数になっている．

具体的にみていくと，たとえば高所からの転落による死亡があったとする．遺書が残され，動機もあり，方法も自ら実行可能な範囲で，疑う余地なく自殺と判断された場合には，非犯罪死体に該当する．一方で，高齢者が在宅で看取られた時に，誤嚥性肺炎による病

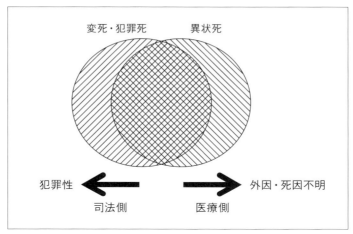

**図 5 医療が認識する異状死と警察が扱う変死のずれ**

死が強く疑われたが，顔面にアザがあり，自ら転倒しただけかもしれないが，他者に殴打された可能性も排除できないと考えられた場合には，これは変死体となる．

犯罪性に基づきこれらを区別することは，死因を推定するだけでは不十分で，現場を精査し，状況を把握したうえで，経験を積んだ者でなければなかなか難しく，一般の医師が適切に判断できるようなものではない．自殺の場合は外因死になるので当然異状死に該当し，警察への届け出が必要となるが，警察に行くと非犯罪死になり，特に重要視されない．一方で病死と判断できたならば，死亡とは関係のない打撲傷があったとしても，異状死に該当しないという判断も可能なので，届け出がなくとも責めることはできない．

すなわち，**図 5** に示したように，医療が認識する異状死と警察が判断する変死や犯罪性とでは，多くは一致したとしても，完全には重ならないのだ．もし，死体解剖保存法にいう「犯罪に関連のある」ものを異状というのならば，変死をある程度見分ける技能を備えなければならないが，警察関係者以外の者にそれを期待できるわけがない．

表 4　検案と行政（承諾）解剖の担当と実施数

| 検案・解剖の担当 | 監察医制度施行地域<br>（東京 23 区内，名古屋市，大阪市，神戸市） | | | |
|---|---|---|---|---|
| | 監察医 | | | |
| | 死亡者数 | 検案数（率） | 解剖数 | 年度 |
| 東京 23 区 | 84,490 | 14,241（16.7%） | 2,002 | 2021 |
| 大阪市 | 29,598 | 4,976（16.8%） | 449 | 2020 |
| 神戸市 | 17,083 | 1,372 （−）* | 1,077 | 2021 |

＊：神戸市は市内全域を対象としていないため，検案率を算出していない．

| 検案・解剖の担当 | 監察医制度のない地域<br>（その他の地域） |
|---|---|
| | 警察協力医，一般臨床医，大学法医学 |

　医療側は正確な診断名を求める傾向が強く，病死が疑われた事例でも，病名まで正確に特定できないことから異状死として届け出るかもしれない．一方で，警察側は初めから病死疑いのものに興味はなく，取り扱いを渋る．ここに医療側と警察側のすれ違いが発生し，相互不信の一因となっていることは確かだ．

　医師からの異状死の届け出件数については，**表 4** に示したとおり，監察医（medical examiner）制度が施行されている東京 23 区内と大阪市の 2 大都市では，全死亡者のおおむね 17%程度となっているが，これらを除いた地域ではその数すら把握されていない．**図 4** の下に示したとおり，全国において警察が取り扱った遺体は，2019（令和元）年度，全死亡者数 1,381,093 のうち 167,808（12.2%）件とされ，監察医制度施行地域の 17%よりも 5%あまり低い．さらに，そのうち解剖数は 19,323（1.4%）件と報告されている．ただし，この数値は交通事故死を含んでおらず，実際の率はこれらよりもわずかに高いはずである．一方で，救急隊員が警察へ連絡をとって，異状が覚知される例も多くあるのが実態と思われるので，監察医制度非施行地域における医師による警察への届け出率は，10%にも満たないと想像している．

　一方で，英国でのコロナーへの届け出割合は，**図 4** の上に示した

とおり，全死亡者の4割を超える．ドイツでは，届け出先は警察になるが，届け出は全死亡者の3割程度で，1割程度が解剖を受けているとされている．国によって，どうしてこれだけの差が生じてしまうのであろうか．

この差が何に起因するのか正確にはわからないが，わが国における低い届け出率は，不明確な異状死の届け出基準と警察との連携不足に原因があることは確かである．わが国において，犯罪見逃し事案が報道されることはあったが，この問題が多発し放置されているとは聞いたことがない．すなわち，犯罪見逃し防止にはこの程度の届け出率でも十分なのであろう．この数値の相違は，他の国では非犯罪死でも捜査を尽くし，解剖まで実施したうえで死因を判断する努力をしていることを意味している．要するに，わが国は，死んでしまえばお金や人手をかけてまで細かいことを調べる必要はないと考えてきたからにちがいない．正確に死因や死因の種類を判断する努力をしてこなかったという状況を反省して，死因究明の制度を整えようとする取り組みが始まっている．

医師法21条の条文は，皮肉にも死体解剖保存法に但し書きされているように，犯罪捜査には役立ったものかもしれないが，これから新たに取り組もうとしている諸外国に準ずる死因究明制度の整備には，やはり十分に機能するものにはなっていない．したがって，21条の規定を，生前の状況や病歴，目撃情報，救急搬送時の検査所見などを前提とした基準に変更する必要がある．さらに，社会として向き合わなければならない人権侵害や労働災害といった視点も，取り入れていく必要がある．現状の規定にある異状というだけの曖昧さを排して，医療からの届け出を，的確に幅広く受け付けることができるような体制作りが求められている．

## 死亡診断書の交付

異状の判断の話が長くなったが，死亡診断における最後の段階が死亡診断書（死体検案書）の作成になる．まずは，死亡に至った原

因である死因を判断する必要がある．もし，診療が継続されている場合，異状さえなければ死因の判断は難しくないはずだ．また，救急搬送された初診患者の場合でも，診察と検査で死因が判断できれば，それで死亡診断書を作成して問題はない．そして，異状と判断された場合には，監察医ないし警察協力医が検案を行って，既往歴を考慮し，検査や解剖を実施したうえで死因が判断され，死体検案書が交付される．

　その時に用いられる診断名というのは，国際疾病分類（International Classification of Diseases：ICD）に記載されたものを用いるルールになっている．ICD については，第 11 版が 2019 年に WHO 世界保健総会にて採択され，ICD-11 として公表された．病名コード数は従来の ICD-10 の 1 万 4 千から 1 万 8 千に増え，国内でも利用が近いとされている．世界共通の疾病基準を利用することで死因統計を作成でき，国内的，さらに国際的な疾病構造の比較が可能となる．

　この死因に関しては，かつて「心不全」という曖昧な診断名が多用され，社会問題となった時期があった．死亡のきっかけとなった疾病である原死因が，癌であろうが，糖尿病であろうが，死亡診断書の死因の欄に心不全とだけ記載された死亡診断書が多く交付されていた．心不全とは死亡する直前には誰でも陥る終末期の段階で，病態でこそあれ，死亡に至る根源的な原因ではないはずだ．問題は，心不全に至る基礎となった疾患が何かであるかをまったく記載していなかったことである．医師からすれば，患者の病名を本人と遺族のために伏せておきたいという心理が働いたのかもしれないが，死亡診断書というものは，この国の死因統計の基礎となる資料なので，亡くなってしまった以上，正確に医学的根拠をもって記載することが求められる．

　死因に心不全と記載しないようにと 1990 年代初頭に行政指導されると，その年を境に死因統計を見ても一目でわかるような大きな断絶が心疾患の範疇にできてしまった．これは医師個人に問題が

あったのではなく，死因究明のシステム自体が未発達であったことに根本原因があったのだと考えられる．ただし，死因究明制度そのものは当時と大きく変わっていないので，現在でも表にはでてこないが，曖昧な死因の利用は続けられているとされ，たとえば多臓器不全，呼吸不全，肺炎や老衰といった死因は，一部がそれに該当するといわれている．

## 死因の種類

　死亡診断書には，死因に加えて，死因の種類（manner of death）という項目があり，**表5**のように1から12まで番号付けされて，該当する種類を選択する．まず，**病死**と**外因死**に大きく分ける．糖尿病，癌など細胞ないし臓器から発生してくる疾患や感染症を内因性疾患とよび，この範疇の疾病を原死因として死亡した場合を「**病死**」とする．自然経過の死亡という意味で，「自然死」（natural death）ともよばれ，老衰もこれに含まれる．

　一方で，身体外の物理的，化学的要因により発生してくる疾病を外因性疾患とよび，この範疇の原死因から死亡した場合を「**外因死**」，ないし自然経過でないという意味で「非自然死」（unnatural death）とよんでいる．法律用語としては，外来性とよばれることも多い．この病死と外因死の区分は基本的なもので，WHOのICDに示される万国共通の分類方法になっており，それを各国がアレンジして，死因の種類として利用している．

　まず，死亡を大きく「病死」と「外因死」に分けたうえで，わが国においては，外因死をさらに大きく「不慮の外因死」と「その他及び不詳の外因死」に分けている．「不慮の外因死」とは，偶発的な事故による死亡で，交通事故，転倒・転落，溺水，窒息等にさらに分けられ，「その他及び不詳の外因死」とは，意図的な行為を起因とする自殺や他殺を含んでいる．**表5**に示したように，これを1〜12の番号付けを行って，該当する番号に丸をつけることになっている．先に述べた異状については，病死および自然死を除くすべての

**表 5　わが国における死因の種類**

死亡診断書（死体検案書）の「死因の種類」記入欄

| 死因の種類 | 1 病死及び自然死 | | |
|---|---|---|---|
| | 外因死 | 不慮の外因死 | ｛2 交通事故　3 転倒・転落　4 溺水　5 煙, 火災及び火焔｝による障害　6 窒息　7 中毒　8 その他 |
| | | その他及び不詳の外因死 | ｛9 自殺　10 他殺　11 その他及び不詳の外因｝ |
| | 12 不詳の死 | | |

| 病死 | 糖尿病, 癌など各臓器ないし細胞から発生してくる疾患や感染症を内因性疾患といい, この範疇の疾患で死亡した場合を病死及び自然死とよぶ. |
|---|---|
| 外因死 | 身体外の物理的, 化学的要因により発生してくる疾患を外因性疾患といい, この範疇の疾患で死亡した場合を外因死及び非自然死とよぶ. |

　死亡を異状と解釈するならば, 死亡診断書を作成するにあたり, 死因の種類として, 1 病死及び自然死を除く, 2～12 を選択しようとするならば, それらのすべてが異状に該当することになる.

　実際の死亡者数は, 2021 年度におけるわが国の全死亡者数は1,439,809 人で, そのうち, 不慮の外因死全体としては, 38,296 人となり, さらに, 交通事故が 3,535 人, 転倒・転落が 10,188 人, 溺水が 7,174 人, 窒息が 7,986 人, 火災が 931 人, 中毒が 502 人, その他の不慮の外因死が 7,980 人となっている. 交通事故死亡者数は減少傾向が顕著で, 溺水には入浴中の急死の一部が含まれ, 人口当たりの発生頻度が高く, このような状況が, わが国の外因死統計の特徴になっている.

　同年の自殺者数は 20,282 人で, 他殺は 254 人, その他及び不詳の外因死が 7,874 人となっている. 最後のその他及び不詳の外因死には, 自殺が疑われたが, 遺書が発見されなかった等, 状況に不明な点が残るケースで選択されることが多い.

## 難しい死因の種類の判断

　一方で, 病死と外因死の区別は容易と思われるかもしれないが,

表 6 　縊頸・絞頸・溺水における死因の種類の件数

| | 年・性別 | 死因の種類 | | | | | 計 |
| | | 自殺 | 他殺 | 自過失 | 災害死 | その他 | |
|---|---|---|---|---|---|---|---|
| 縊頸 | 1985・男 | 9,230 | 1 | 16 | 0 | 6 | 9,253 |
| | 1994・男 | 8,785 | 0 | 10 | 0 | 23 | 8,818 |
| 絞頸 | 1985・男 | 37 | 91 | 4 | 0 | 0 | 132 |
| | 1994・男 | 42 | 71 | 0 | 0 | 0 | 113 |
| 溺水 | 1985・男 | 783 | 30 | 2,338 | 89 | 131 | 3,371 |
| | 1994・男 | 857 | 17 | 2,056 | 33 | 345 | 3,308 |

実際には複合している場合もある．たとえば，急性心筋梗塞は病死に該当するが，その引き金を引いたのがケンカによる興奮の場合には，外因が影響したことになる．一方で，自動車運転中に対向車と正面衝突を起こし，硬膜下血種を起こし死亡した場合は，外因死に相当するが，運転操作の誤りの原因が，てんかん発作による意識障害や，脳底動脈瘤の破裂に伴うクモ膜下出血であったとするならば，病的な要因が先行していたことになる．

　これらのように，判断が難しい場合もあるが，原則として，原死因とよばれる最初のきっかけとなった原因が病的か外因かで死因の種類を決める．この病死か外因死かの区別が，個人に大きな影響を与えることもありうる．

　この死因の種類の判断については，外因死を選ぶ時に難しいことがある．

　まず，首を吊り死亡した場合を考えてみる．高いところに紐を結び，自分の体重を利用して頸部に圧力を加えて，空気の通り道の気道と，頭に出入りする血管を閉塞させる行為で，縊頸（いけい，いっけい）とよぶ．少し古いデータだが，**表 6** に示したとおり，99.8％まで自殺と判断されている．すなわち，死因の種類を自殺と選択することに迷うところはなく，万が一，あったとしても，自殺に見せかけた他殺や誤って紐が首に巻きついたような事故があるぐらいだ．

　次に，頸部に紐を巻き付け，紐の張力で頸部を圧迫する行為を絞頸とよび，まずは他者に絞められた他殺を疑わなければならない．

第3章　死亡診断

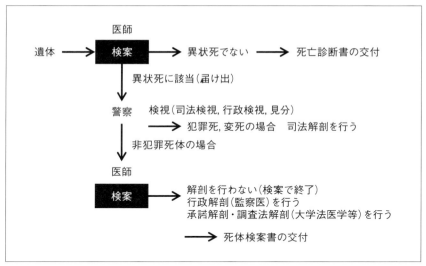

図 6 死亡診断の流れ

一方で，寝たきりの高齢者にとって，高いところに紐をかけて縊頸することは難しいので，自分で首に紐を巻いて，縛ってしまうことがありうる．これを自絞死とよぶ．すなわち，絞頸の場合には，他殺か自殺か，死因の種類を区別する必要があり，3割ぐらいは自殺と判断されている．

最後に，海上を漂流する遺体が発見された場合を考えてみる．海水浴で溺れた不慮の事故，自ら入水した自殺，他者に突き落とされた他殺，台風で増水した川に落ちて流された災害死，船が沈没した船舶事故などなど，可能性をあげればきりがない．実際に表6をみても，さまざまな死因の種類が選択されている．水中発見遺体の死因の種類の判断は，非常に難しいのが現実だ．

## 死亡後の流れ

次に，医師が人の死を看取った場合に，その後，どのような流れになるのかを改めて確認する．そのおおまかな流れを図6に示す．

三徴候に基づき死亡を確認したら，次に，異状の有無を判断しな

ければならない．そして，前述したような基準に照らして，異状がないと判断できれば，死亡診断書を作成して，遺族に交付し終了となる．もし，異状死に該当すると判断した場合には，所轄の警察署へ届け出を行う．

届け出を受けた警察は，検視や見分を行い，犯罪性を判断する．そして，犯罪死ないし変死と判断された場合には，事前に医師による検案が必要になり，「刑事訴訟法（昭和23年法律第131号）」に基づき大学の法医学教室で司法解剖が実施される．非犯罪死と判断された場合には，三大都市部では監察医が，その他の地域では警察協力医が改めて検案を行い，死体検案書を交付する．そして，検案だけでは死因の判断が難しいと判断された場合に，監察医は行政解剖を，その他の地域では主に大学法医学教室で承諾解剖を行う．これが主な流れである．

第二次世界大戦後，米国占領軍であるGHQは，大都市で身元不明の行き倒れの死亡が多いことから，米国流の監察医制度を1946年東京都に施行し，その後，大阪市，多摩地区でも導入され，京都市，横浜市，名古屋市，神戸市，福岡市へと拡大された．1949年に多摩地区が廃止され，その後，京都市，福岡市，横浜市と順次廃止された経緯をたどってきた（**表4**）．

なお，ここでいう警察協力医とは，警察医ともよばれ，本来，被留置者の診療と警察職員の健康管理を業務とする医師のことである．本来の業務に加えて，死体の検案を行ったうえで，死体検案書を交付することを兼務している場合が多い．地元の開業医が警察協力医を担当している場合が多く，その団体は日本医師会の下部組織となっており，活発に活動している．

## 検案

生体では，患者を「診察する」「診療する」と表現するが，遺体に触れて調べる場合には，これらの言葉を用いず，もっぱら「検案する」と別の用語を使って，区別している．検案とは，遺体の外表を

観察し，直に触れて調べる行為を意味しており，それに加えて，既往歴や検査結果などを検討したうえで，死因，死因の種類，死亡時刻，異状の有無などを判断することを含めて検案とよぶ場合が多い．

　さらに，針の穿刺で血液や脳脊髄液を採取，尿道にカテーテルを挿入して膀胱から尿を採取，放射線撮影等は，死因の判断，個人識別や薬毒物検査の目的の範囲であれば，死体損壊罪に該当せず，実施が許されている．たとえば，血清や尿を検体とした臨床生化学検査，鼻腔粘膜からのウイルス検査，DNA型検査，胸部・腹部単純X線撮影，全身CT撮影，歯牙パノラマ撮影等，遺体への侵襲が少ない範囲で，実施可能な検査はいくつもある．これらの結果を考慮することで，検案だけでも，ある程度の死因の推定や個人の識別に至るケースが多くなっている．

　検案が行われる場面には，大きく2つの場合がある．図6に示したように，第1段階の検案行為として，在宅や施設で看取りがあった時，救急搬送時にCPAで処置に反応せず死亡した時，外因が原因の入院患者が死亡した時などに，一般臨床医によって実施される場合で，異状の有無を判断し，異状死と認めた場合には警察へ届け出る．

　第2段階としては，異状死として届けられた遺体について，警察が行う検視に立ち会う時や，見分の終了後に死因を判断する場合になる．この2度目の検案を三大都市において専門に行うのが監察医である．監察医制度施行地域で発生した非犯罪死体については，一般の医師が検案を行って死体検案書の交付をすることはない．その他の地域においては，監察医という専門家はおらず，開業医や病院勤務医が兼務する警察協力医が担当する．技能不足があっては困るので，厚生労働省は，日本医師会に委託して毎年講義と実習を含む検案研修会を開催している．警察協力医も研修を積み，技能の向上に余念はないが，諸外国ではコロナー制度や監察医制度が整備されているのに対し，わが国の体制は貧弱といわざるをえない．

　検案や解剖時，警察の検視段階で，広く実施されているのが，薬

毒物スクリーニング検査である．尿を採取して，薬物に対する抗体を利用した免疫学的原理で検出を行うアイベックス・スクリーン（IVeX screen）等の簡易薬物検査キットは，20分程度で判定が可能なので，頻用されている．覚せい剤，大麻，コカイン系麻薬，ベンゾジアゼピン系，バルビツール酸系，三環系抗うつ薬，モルヒネ系麻薬（あるいはゾルビデム）等の精神科薬や乱用薬物を検出できる．他にアルコール濃度や青酸反応も調べている．死亡時に薬物影響下にあったかは，大切な参考事項になる．

　ただし，これらの結果を評価する際に，注意しなければならないことは，結果を生体とは同じように評価できないということだ．**死後変化**とよんでいるが，死戦期になると，**ホメオスタシス**とよばれる生体の恒常性を保つ機能が失われ，細胞も壊れはじめることから，病気といった身体の状態とは別の効果が検査結果に加わってしまい，数値を生体と同じように評価できなくなる．

　たとえば，生化学検査とよばれる血液検査では，肝機能の指標である AST（GOT）や ALT（GPT）は，死後変化を受けやすく，死亡後にこれらを測定しても，生体の状況を反映しておらず，病態の評価には利用できない．ナトリウム，カリウムといった電解質も同様である．

　一方で，死後変化が少なく，数値の変化を受けにくい生化学マーカーもある．**表7**では，死亡後でもある程度生前の身体状況を反映しており，検案解剖時に利用可能な血液や尿のマーカーをあげてみた．死後でも生前の病状を把握できるマーカーは意外と少なく，生体と同じようにはいかないが，亡くなって2，3日程度の遺体ならば，ある程度生前の病状を推定することは可能である．

　死亡後の CT スキャン撮影は，**オートプシー・イメージング**（autopsy imaging：Ai）や**死後画像**（postmortem imaging：PMI）とよばれ，現在では，多くの法医学医師や警察協力医が利用している．Ai においても，死後変化の影響を受けるので，読影にはある程度の経験が必要となる．頭蓋内出血や大動脈解離では，Ai の

第3章　死亡診断

表 7 死後変化が少なく死後診断に有効な血液・尿マーカー

| 機能障害 | 主な検案時に有効なマーカー |
|---|---|
| 心臓 | BNP |
| 肝臓 | γ-GTP, ビリルビン, ZTT, TTT |
| 腎臓 | BUN, クレアチニン（早期） |
| 炎症 | CRP, 白血球数（早期） |
| 筋肉（熱中症等） | ミオグロビン（尿） |
| 糖尿病 | HbA1c, 尿糖（早期） |
| 癌 | CEA, CA19-9, PSA, ALF |
| 栄養状態 | ケトン体, TP, Alb |
| ウイルス感染 | ウイルス抗原・抗体値 |
| アナフィラキシー | トリプターゼ, IgE |
| 有機リン中毒 | コリンエステラーゼ |

実施だけで確定診断に至ることがあり，特に外傷を中心に，Ai の利用価値は非常に高くなっている．しかし，やはり解剖に比べると，精度が劣ることはやむをえないところである．

　検案時にさまざまな検査をあわせて実施することにより，わが国における低い解剖率による死因究明の限界を，ある程度カバーしているのが現状である．現実的には，遺族が解剖を拒むケースは多く，検案の精度をさらに高めることが，法医学の大きな課題となっている．

## 法医解剖

　検案で死因や死因の種類が判断できれば，死体検案書を交付して終了となるが，十分に判断できない場合には，遺体なので，さらなる検査としては解剖となり，皮膚を切開，体腔を開検し，臓器を直接観察する．さらに，後日，臓器をホルマリン液内で固定，薄切したものを染色し，顕微鏡下で観察する組織検査を実施し，詳細な薬毒物検査や生化学検査を行う．現在，解剖の際に実施される諸検査は，**表 8** に記載したさまざまな手法が取り入れられている．また，遺族が解剖を望むことはまずないので，原則として経費は行政が負担している．

表 8　法医解剖の手法

| 法医解剖の手法 | 具体例 |
|---|---|
| 解剖時の肉眼的観察 | 外表所見（損傷の観察所見等），内景所見（皮下・筋肉の観察，頭蓋・胸腔・腹腔・臓器の観察等） |
| 病理組織学的検査 | 薄切した標本を染色し，顕微鏡下で観察 |
| 薬毒物検査 | 簡易法，クロマトグラフ法 |
| 臨床生化学検査 | 一般マーカー，ウイルス検査，細菌検査 |
| 放射線画像検査 | CT，MRI，単純X線，歯科パノラマ |
| ゲノム解析 | 個人識別，心臓疾患パネル解析 |

表 9　現行の法医解剖の種類

| 種類 | 法律 | 対象 |
|---|---|---|
| 司法解剖 | 刑事訴訟法 | 犯罪死，変死 |
| 行政解剖 | 死体解剖保存法第8条（4大都市） | 非犯罪死 |
| 承諾解剖 | 死体解剖保存法第7条（4大都市以外） | 非犯罪死 |
| 調査法解剖（新法解剖） | 警察等が取り扱う死体の死因または身元の調査等に関する法律（死因身元調査法） | 非犯罪死（変死） |

　現在，このようなことを実践する法医学解剖には，**表9**に示したような3種類（ないし4種類）がある．検視の結果，犯罪死または変死と判断された場合には，刑事訴訟法165条，168条，225条に基づいて司法解剖が行われる．対象となるのは，殺人，傷害致死や死体遺棄，交通における轢き逃げ事案等である．司法解剖では，司法警察員または検察官が発行する鑑定嘱託書と裁判官が発行する鑑定処分許可状が必要となり，国内では2020年度で，年間8,243件が実施されている．そのほか，海上で発生した事案に関しては，海上保安庁の保安官が司法解剖を嘱託する．解剖を実施した後には，検査を実施したうえで，鑑定書が作成され，依頼者に提出される．鑑定書は検察側の証拠として法廷に提出され，多くは採用される．

　行政解剖とは，**死体解剖保存法**第8条に基づき，東京23区，名古屋市，大阪市，神戸市内で発生した事案に対して，監察医によっ

て行われる解剖を意味する．ただし，名古屋市では専属の監察医は
おらず専用の施設も持たないため，実質的には名古屋市を除いた3
つの都市で監察医制度が運営されている．監察医の判断で非犯罪死
体に対して死因究明を主な目的として行政解剖は行われ，法律上は
遺族の承諾を必要としないが，実際には十分説明したうえで，遺族
の了解のもと実施されている．他にも，食品衛生法第28条や検疫
法第13条により，食品衛生上や伝染病の侵入防止の目的で，行政
解剖が実施される場合もある．

　これら4都市以外で発生した非犯罪死体に対して，死因究明の目
的で実施されるのが，承諾解剖になる．死体解剖保存法第7条に基
づき実施されるもので，大学法医学教室で実施される場合が多い．
遺族からの書面による承諾がインフォームド・コンセントとして必
要となる．次の調査法解剖が普及するなか，数としては，かなり減
少している．

　第3の解剖として近年加わったのが，調査法解剖や新法解剖など
とよばれるもので，2012年に制定された「警察等が取り扱う死体
の死因または身元の調査等に関する法律（死因身元調査法，平成24
年法律第38号）」に基づき実施される．行政解剖施行地域以外で
は，非犯罪死体の解剖には，遺族の承諾が必要となるが，核家族化
の進行や疎遠な血縁関係から，遺族から承諾を得にくくなっている
実態があり，遺族に代わり所轄警察署長が解剖を承認し行われるの
が，調査法解剖である．非犯罪死に加えて変死にも適応される場合
もあり，2020年度で3,000件程度が実施されており，承諾解剖に
代わり，徐々に必要欠くべからざる解剖になりつつある．

## 時津風部屋力士死亡事件

　死亡後には異状死の判断を行わなければならず，少し複雑な印象
を与えるが，どの国も医療側からの届け出に基づき，似たような体
制で死亡を調査し，犯罪死を見逃さないように，医療と司法で連携
する形をとっている．しかし，わが国では，事件性を見逃された事

案が続いて発覚した時期があった.

そのひとつが，2007年に愛知県で発生した**時津風部屋力士死亡事件**とよばれるものだ．事件の概略は，17歳の新弟子が，稽古時間中に倒れ，搬送先の病院で1時間後に死亡した．救急隊員は警察に「不審死の疑いあり」と報告していたにもかかわらず，病院で立ち会った内科医は死因を急性心不全と診断し，警察署も病死扱いで，非犯罪死体と判断した．部屋側が遺体を実家に渡そうとせず現地で火葬にしようとしたことから両親が不審に思い，地元に遺体を移し，大学で承諾解剖を実施したところ，暴行による外因死の可能性が指摘され，事件が発覚した．死亡の前日にはビール瓶や金属バットで殴打するなどの集団暴行が行われたことがわかり，最終的に師匠と弟子3名が傷害致死罪で有罪となった.

この事件の問題点は，医療側に異状死の認識が欠け，警察側に犯罪性を見抜く力が欠けていた点にある．医療側からの異状死の届け出数は少なく，救急隊員が警察に連絡を取ったおかげで事なきを得ている事例も少なくないのが実態だ．警察側にもサボタージュの心理が働いたのかもしれないが，傷だらけの姿を見て暴行を受けた可能性を想像できない担当官の実務能力の問題が指摘された.

同時期に発覚した別の見逃し事例として，**パロマ湯沸器死亡事故**があげられる．屋内設置型の瞬間湯沸器の動作不良を原因として一酸化炭素中毒による死亡事故が，1985年から20年あまりにわたり国内で28件程度発生し，死亡者は21人にのぼったとされる．その間，製品の欠陥が指摘されていたにもかかわらず，異状死と認識されず，死因究明が不十分であったことが被害を拡大させた一因とされている.

このような見逃し事案が発覚したことを契機に，正確な死因を判断できる体制整備が叫ばれ，2012年に**死因身元調査法**が，限時法として成立し，2019年には，**死因究明等推進基本法**（令和元年法律第33号）が恒久法として制定され，制度の整備が現在進行している.

この法律の施行にあたっては，主管官庁は警察庁ではなく，厚生労働省とされた．これは，犯罪捜査も大切だが，まずは死因を正確に判断する公衆衛生上の役割が重視されていることの表れといえる．その後，国内における施設の拠点化が試みられ，予算的な措置はある程度進んだが，監察医制度の拡大といった制度の改正はなかった．実際に担当するわれわれからすると，捜査権といった何らかの権限の付与が大切と思うのだが，制度や権限にまで踏み込んだ改革はいまだ行われていない．

　隣国の韓国では，日本占領下の制度は 20 年以上前に廃止され，米国式の監察医制度が全国レベルで導入されている．それゆえわが国の後進性が目立つ領域になっている．わが国における年間の死亡者数は，2040 年には 170 万人まで増加し続けると予測されており，孤立死も増加中で，当然のごとく異状死の増加が見込まれる．次の章で述べるように，看取りの場を病院から在宅や施設に移していこうとする施策が進行中で，死因究明は犯罪見逃し防止だけでなく，死因統計上の公衆衛生的な側面においてもますます重要となると考えられる．

　ところで，警察が行う検視制度は，一般市民にはきわめて実態がみえにくいものになっている．犯罪の見逃し防止は警察にとって当然の職務であるが，市民にとっては，たとえ後ろめたいことがなくとも身内の死に警察が関与することは不快に感じられ，それを避けようとする．この目的と現実のギャップは大きく，警察や法医学関係者は，検視や検案・解剖の重要性を一般市民に周知し，理解を求める努力を続けなければならないと考えている．

　医療も警察捜査には非協力的な場合がほとんどである．たとえば救急搬送後に死亡し異状死扱いされた場合，見分等を含む検視が行われた後に，別の医師が死因を判断したうえで，死体検案書を交付する．しかしその判断のために診療録や検査結果の情報提供を申し出ても，応じてくれない病院はけっこう多いものだ．しかし，正確な死因や死因の種類を決めることは，その後の保険金請求や労災認

定等さまざまな場面で判断材料となるので，警察だけでなく家族にとっても重要な行為である．

## 米国における制度の拡充

このような死亡時の検証制度は，医療と司法とが重なり合う領域で，外国ではさまざまな試みや新たな展開があるので，少し紹介しておきたい．

英国や米国を中心としたアングロサクソン系の国々では，前述したコロナー制度が整備され，異状死の届け出は徹底されている．さらに，米国では1877年にマサチューセッツ州で，監察医（medical examiner）制度が導入され，異状死の検案解剖にあたる専門の医師が配置された．この制度は多くの州で採用されており，戦後わが国へも部分的ながら導入された．近年では，看護師が務める看護診査官（forensic nurse examiner）の制度も広く採用されている[11]．

性犯罪や虐待の際，被害者に過度の精神的負担をかけてはいけないという考えのもと，ワンストップ体制として，警察署の関与なしに事情聴取，身体診察，治療，心理的ケアから裁判資料の作成まで，特定の看護師が病院にいながら，すべてを行うSANE（sexual assault nurse examiner）とよばれる制度が導入されている．女性看護師が任にあたる場合が多く，大卒後に修士課程レベルの内容を履修したうえで，資格を取得するのが一般的である．わが国においても，性犯罪の深刻化を受けて，日本版SANEの制度が始まっているが，十分に権限や報酬が与えられているのかといった課題も多いと聞く[12]．

他にも，一人暮らしの高齢者の死亡発見の場合，ほぼ病死で，あったとしても自殺か室内での転倒事故であり，殺人事件など犯罪性を疑うような事例は，きわめてまれと想定される．わが国では警察官2名がペアとなって現場を捜査するのが一般的だが，米国では警察官1名と，病歴や服薬状況を調べる目的で看護師1名が同行する体制が整備されており，死亡診断書も看護師が交付できる．米国

では，このような司法と医療の協力の体制が機能している．

　医師の確保は難しいうえ，確保できたとしても経費がかさむので，州によっては人口 10 万人当たり 1 人ぐらいの割合で，この看護診査官が配置されている．わが国における法医学領域の人材難は深刻で，法医学を専門とする医師の認定医は，全国で 150 名程度であり，拡大する一方の需要に対して担い手不足は明白で，死因究明等推進基本法でも人材育成がうたわれている．わが国でも看護師や歯科医師の参入を認め，役割分担を考えていかなければならない段階にあることは確かだ．

## 文献

1) 三堀博．検視の意義について．捜査研究 1955；44：5-18.
2) 日本法医学会．異状死ガイドライン．2002.（http://www.jslm.jp/public/guidelines.html#guidelines）
3) 東京地方裁判所八王子支部．昭和 42 年（わ）4 号判決（昭和 44 年 3 月 27 日）.
4) 東京都監察医務院．令和 4 年版 統計表及び統計図表．(4)死因の種類別の割合及び主要死因．2022，p26.（https://www.hokeniryo.metro.tokyo.lg.jp/kansatsu/database/04toukei.files/04-1-10.pdf）
5) 東京都監察医務院．異状死の届出の判断基準（医療機関向け）.（https://www.hokeniryo.metro.tokyo.lg.jp/kansatsu/iryou.html）
6) 都立広尾病院事件の最高裁判決．判例タイムズ 1153 号 95 頁，2004.
7) Ministry of Justice. Guide to Coroners and Inquests and Charter for Coroner Services. 2012.（https://data.parliament.uk/DepositedPapers/Files/DEP2012-0554/FINAL%20310112%20Guide%20and%20Charter%20combined%20booklet%20English%20(print)%20120112%20with%20changes.pdf）
8) Legislation.gov.uk. The Registration of Births and Deaths Regulations. 1987.（https://www.legislation.gov.uk/uks /1987/2088/regulation/41/made）
9) When a death is reported to a coroner? in Birth certificates, registering a death, marriage, family history and correcting certificates（https://www.gov.uk/after-a-death/when-a-death-is-reported-to-a-coroner）
10) Ministry of Justice Statistics Bulletin. Deaths reported. In:Coroners Statistics Annual 2016 England and Wales. 2017.（https://assets.publishing.service.gov.uk/government/uploads/system/uploads/attachment_data/file/613556/coroners-statistics-2016.pdf）
11) バーバラ・ジョンソン．第 9 章 暴力：性的暴行とフォレンジック看護師．フォレンジック看護ハンドブック．（ローズ・E・コンスタンティノ・他編著，柳井圭子監訳）福村出版；2020：pp.201-56.
12) 一般社団法人日本フォレンジック看護学会．日本版性暴力対応看護師（Sexual Assault Nurse Examiner-Japan：SANE-J）認定制度について．（https://jafn.jp/?page_id=1990）

# 第4章 看取りの場での工夫

## 看取りの場の変遷

　看取りの際の死亡診断では，曜日を問わず 24 時間対応しなければならない時間的困難さがあり，本章では，それに対する負担軽減の工夫について述べる．

　病院や医院での一般診療では，予約があれば特定の時間帯に来院患者の診察は可能である．病院の入院患者であれば，容態は管理されており，急変時にも当直医らが短時間内に対応できる．しかし，在宅や施設における看取りでは，死期が迫っていたとしても，いつ三徴候が揃って死亡を診断する場面が訪れるのかまったく予見できないという特殊性がある．この深夜や週末を問わず対応を求められるという時間の不確実性は，医療関係者にとって時間的・精神的な負担となっている．

　図1 に示したようにわが国では，1960 年代までは看取りの場として自宅が 8 割を占めていたが，徐々に病院において亡くなる場合が増加し，2000 年代には，逆に病院での死亡が 8 割を超えた．

　2012 年に，急変時の対応，退院支援，日常の療養支援，看取りの 4 項目を柱として「**在宅医療の体制構築に係る指針**」が厚労省によってまとめられた．看取りについては，アンケート調査から最期を迎えたい場所として，6 割の人が自宅をあげ，「住み慣れた自宅や介護施設など，患者が望む場所での看取りの実施」が目標として掲げられた．終末期にかかる医療費には膨大なものがあり，これを減らす目的もあって，この病院での看取りを，徐々に自宅や介護施設内に移す試みが実践されている．

　近年では，自宅での死亡は微増傾向にあるものの，老人介護施設等の施設内での看取りが急増しているのが確認できる．挿管といった積極的な延命治療を行わない尊厳死のような看取りを希望する人が増えており，今後ますます病院外での死亡診断が広がっていくと予想される．このような社会情勢のなか，患者にも，医療スタッフにも，少しでも負担の少ない看取りの試みが始まっており，法医学

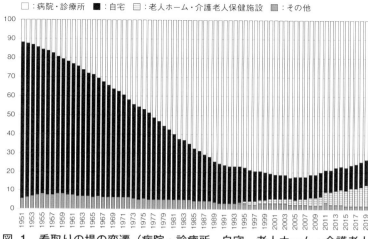

図 1　看取りの場の変遷（病院・診療所，自宅，老人ホーム・介護老人保健施設，その他）

も，その手法の確立に貢献しようと努力しているので紹介する．

## 24 時間規定

　死期の不確実性に対する実務上の対策のひとつとして，昔からわが国では非対面での死亡診断が一部で可能となっていた．「無診療治療の禁止」を定めた医師法第 20 条では，医師は死亡診断の際には患者と対面して直接診察をするように義務づけられており，患者の体に直接触れて死亡診断しなければならない．この 20 条の最後には但し書きがあり，**「診療中の患者が受診後 24 時間以内に死亡した場合に交付する死亡診断書については，この限りでない」**と記載されている．すなわち，自宅で療養中の終末期状態の患者にまさに死期が迫っている場合，最後に診察をして 24 時間以内に患者が死亡したと連絡があった場合には，改めて直接対面して診察をしなくとも，家族に死亡診断書を交付してもかまわないという内容である．

　この但し書きは，往々に誤解されている．だいたいは，死亡後 24

時間以内ならば，死亡診断書を交付できるけれども，24時間以降は
死体検案書を交付しなければならないとか，死亡後24時間以上経
過して患者の検案をした場合には，異状死に該当して警察への届け
出が必要となるといった誤解である．学生に対する講義や医師の集
まりで，この但し書きの意味するところを説明すると，患者の死亡
を直接確認せずに死亡診断書を交付してもよいのですか，といった
驚きの感想を聞くことが時々あった．

　現代の医療を実践する者には，なかなか理解が難しい行為だが，
この条文が第二次世界大戦直後の1948年に制定されたことを考え
ると，納得がいきやすい．当時の医療の状況としては，前述したと
おり，8割以上が自宅で看取られており，医師数も限られ，未整備
な交通事情のなか，往診医が在宅で患者の死亡を宣告していた時代
である．そのような状況を想定した時に，死亡が予期される患者を
一度自宅に往診して診療所に戻った医師が，24時間以内に患者の
呼吸がないといった連絡を受けた時に，とって返すように，また往
診にでかけるというのでは大変な労力を強いてしまう．この負担を
軽減しようと考えたのが，この条文になる．このような背景を知っ
て，はじめて納得のいく但し書きになっている．

　これでは患者の三徴候を直接確認せずに死亡を判定することにな
り，医師も不安であろうし，8割が病院で看取られる現状では，あ
まり利用されている方法とは思えない．しかし，在宅や施設での看
取りが増加傾向にある現状や医師の働き方改革が叫ばれるなか，こ
の24時間規定を利用した死亡診断が，実施されるケースも今後で
てくると想定している．

## 英国における工夫

　いつ死亡するのかの予測が困難であることに起因する諸事情は，
どの国においても同様で，英国での在宅看取りの工夫を紹介してお
く．

　死亡診断という行為は，①三徴候による死亡の確認，②異状死の

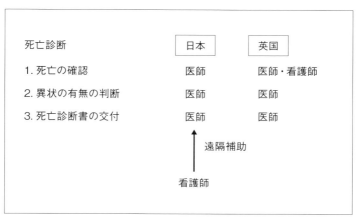

**図 2 死亡診断の3ステップと看護師による補助の日英比較**

判断, ③死亡診断書の交付, の3段階に大きく分けられると先に述べた. 英国では研修を受けた認定看護師が, 最初の段階である死亡の確認を自ら行うことを認めている (**図2**)[1]. たとえば, 深夜に患者の死亡があったと連絡を受けた時に, 当直の看護師が自宅を訪れ, 三徴候を調べて死亡の確認をまず行う. 家族は死を知らされ, エンゼルケアが行われ, 葬儀の段取りを進める. そして, 翌朝訪れた医師が身体を調べて異状の有無を判断し, 必要ならばコロナーに届け出を行い, 問題なければ死亡診断書を交付するという流れである (**図3**).

　死亡の確認を行う看護師は, あらかじめ研修を受けておく必要がある. この研修は死亡診断の手技や法規に関する内容で, 1日で修了するものとなっている[2]. また, 対象となるのは, 当然ではあるが, 死期が迫り死亡が予期された成人の患者に限られている.

　こうすることで, 死亡診断の時間的な負担を軽減することができ, 医療関係者の過剰な勤務時間外労働を減らす効果が期待されるところだ. この看護師が三徴候に基づき死亡確認を行う行為は, 在宅での看取りのみならず, 一般病院で入院中の患者に対しても広く利用されていると聞く.

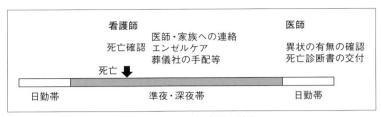

図 3　英国での認定看護師による死亡確認の流れ

## 遠隔での死亡診断

　時間的に不確実な死亡診断に対する工夫として医師法第 20 条の 24 時間規定があるものの，24 時間以内という短い期間の対応では現実的な効果はあまり見込めない．そこで政府は，2016 年 6 月，医療分野の規制緩和として，一定の要件を満たせば，時間的な縛りを緩和し，直接対面ではなくスマートフォンやタブレットといった情報通信技術（information and communication technology：ICT）を利用して遠隔でも死亡診断を行ってもよいとした．この**遠隔死亡診断**については，立ち上げから運営委員会の委員長として関わってきたので，この死亡診断の手法について説明する．

　医師法第 20 条は，診療での直接対面を定めているが，情報通信機器を用いた診療（いわゆる遠隔診療）については，「直接の対面診療による場合と同等ではないにしても，これに代替しうる程度の患者の心身の状況に関する有用な情報が得られる場合には，遠隔診療を行うことはただちに医師法第 20 条等に抵触するものではない」（平成 9 年 12 月 24 日付け健政発第 1075 号厚生省健康政策局長通知）とされ，遠隔診療が承認された[3]．このことは，死亡診断書を交付する場合にも適用されるとし，医師が死亡に立ち会えず，生前に診療にあたっていた医師が死後診察を行う場合であるかぎり，直接対面による死後診察に代替しうる程度の情報が得られる場合には，ICT を用いて遠隔から死亡診断を行うことは法令上可能であると規制緩和されたのである．

死亡診断は人の死を判定する重要な医行為なので当然対面で直接行うことが望ましいが，離島や僻地といった医療過疎地においては，なかなかそれが実施できない状況があった．たとえば島嶼部などでは，週に1度しか医師が診察に訪れないような無医村は多く，これまでは医師が無理をして死亡診断のために往診したり，警察や海上保安庁が死亡診断のためだけに遺体を搬送したり，患者を看取りの目的で，あらかじめ都市部の病院に入院させておいたりしていた．オンラインでの死亡診断は，このような患者や医療者に対する負担を少しでも軽減する試みとして導入された[4]．現在のところ，試行期間として，医療過疎が進む離島と僻地を対象としており，都市部の介護施設等は積極的な対象とはしていない．おそらく，オンラインでの死亡診断の制度は，世界でもはじめての試みと思われる（**図4**）．

　以下の5項目をすべて満たす時に，この遠隔死亡診断が実施可能とされた．

　（a）　医師による直接対面での診療の経過から早晩死亡することが予測されていること

　（b）　医師と看護師と十分な連携がとれており，患者や家族の同意があること

　（c）　医師間や医療機関・介護施設間の連携に努めたとしても，医師による速やかな対面での死後診察が困難な状況にあること

　（d）　法医学等に関する一定の教育を受けた看護師が，死の三兆候の確認を含め医師とあらかじめ決めた事項など，医師の判断に必要な情報を速やかに報告できること

　（e）　看護師からの報告を受けた医師が，ICTを活用した通信手段を組み合わせて患者の状況を把握することなどにより，死亡の事実の確認や異状がないと判断できること

　この遠隔死亡診断の流れは，**図5**のようになっている．まず，医師は，死期が迫っている患者とその家族から，あらかじめ遠隔死亡診断の同意書をいただいておく．次に，対面による最終診察から2

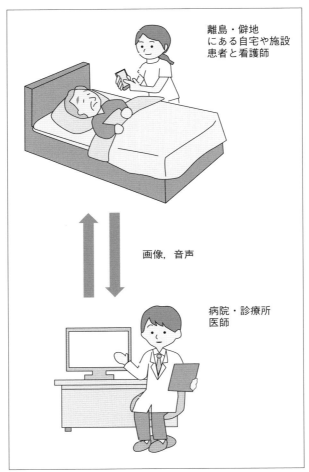

**図 4　ICT通信機器を利用した遠隔死亡診断のイメージ**

週間以内に，患者に反応がないなどの連絡を受け，その時点から 12 時間以内に，医師が患者宅へ行くことができない場合に，この遠隔死亡診断の実施が可能となる．この時に，12 時間先まで患者宅に行けない理由としては，離島で週に 1 度しか往診に行く予定がない，日当直，診療や手術などの最中で往診に向かえない場合などが該当する．ただし，この 12 時間規定は目安であり，かならずしも厳密なものではなく，たとえば午後 3 時に死亡の可能性があるとの一報

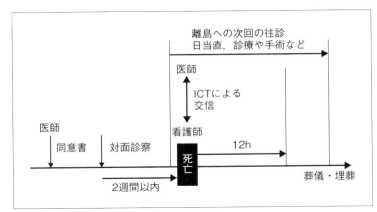

**図 5 通信機器を利用した遠隔死亡診断のおおまかな流れ**

があったとして，12時間後の翌日午前3時までに往診に行くことを前提とする，とまではしておらず，常識的な範囲で往診の困難性を判断するので十分である．

患者宅へは，医師の代わりに看護師が訪れ，スマートフォンやタブレット等の通信機器を利用して，オンライン上で医師と通信しながら，死亡診断を行う．実際の手技について，まず三徴候説に基づき，患者のもとにいる看護師が死亡を確認する．この時に医師は，患者に直接触れることはできないので，看護師が簡易心電図計を装着し，モニター上の波形がフラットであることを確認して，心拍の停止を判断する．この点が，普通の死亡診断と異なる点のひとつである．

三徴候がちょうど揃う時点で死亡診断ができればこれで十分だが，想定している場面としては，夜寝る時には会話をして生存は確認されていたが，翌朝家人が起きるとまったく反応がなく，体が冷たくなっているような状況である．したがって，三徴候を調べて死亡を確認するだけでは不十分と考えており，死亡時刻の推定が求められる場合に備えて，体温，硬直，死斑といった死体現象の所見をあわせてとっておくことが求められている．その分だけ手技が増えるが，研修を受けた看護師たちの大半はこのような状態の患者に接

する経験はそれまでに何回もあるので，所見をとる行為については特に問題はないと考えている．

　次に，異状の有無を調べるため，全身を観察して，傷がないかを確認する．褥瘡の有無は，介護放棄のような状況も想定しなければならず，背面も丁寧に観察するように指示されている．定期的に診療が継続されている患者なので，異状を認めることはないはずだが，何か気になる点や不審な点がある時には，この段階で，医師と相談して警察への届け出を行ってもらう．たとえば，がんの終末期で病苦から縊死した者を，家族が布団に寝かせ，何食わぬ顔で医師を迎え入れた例を経験したことがある．健康問題は自殺の最大の動機である．他にも，転倒転落といった事故死も見逃してはならない．医療関係者にとって，人間関係を築いた患者や家族を疑うような行為は精神的に辛いかもしれないが，冷静な対応が求められる．

　最後に，死亡診断書の作成になるが，医師の指示のもと，看護師が死亡診断書を代筆する．あらかじめ作成したものを看護師が持っておくことは，今回の試行では避けなければならない．医師から預かっておいた印鑑を用いて，押印して，死亡診断書を遺族に渡す．現在，死亡診断書の医師の欄は，直筆（サイン）が原則となっているが，この遠隔死亡診断の場合には，押印でかまわないと通達されている．そして，エンゼルケアを進め，遺族は葬儀社に連絡をとる．

　ただし，これを行う看護師は，あらかじめ法医学等についての学習と研修を受けておく必要がある．研修の内容は，ｅラーニング，1日の集合研修と大学等の法医学施設での実地研修となっている．千葉県，東京都，神奈川県，大阪府を除く，無医地区および準無医地区を有する44道府県から希望者を募り，選抜された80名程度の看護師が，毎年研修修了者として登録され，これまでに400名余りの人材を養成済みで，訪問看護ステーションに勤務する看護師が大半を占めている．ただし，2023年末の時点における遠隔死亡診断の実施件数は，まだ20件にとどまっているのが現状である．新型コロナウイルス感染拡大に伴い，3年間余りブランク期間があった

ので，やむをえない実績と考えている．

　しかし，自宅で看取られたいという患者の希望を満たすひとつの工夫であり，医療関係者の長時間労働が常態化している現状に対して働き方改革が叫ばれるなか，時間的な負担を軽減できるように改良を加えたうえで，この制度がさらに普及することを願っている．

**文献**

1) Hospice UK. 5th Edition of Care After Death:Registered Nurse Verification of Expected Adult Death(RNVoEAD)Guidance.(https://www.hospiceuk.org/publications-and-resources/care-after-death-registered-nurse-verification-expected-adult-death)
2) Hospice UK. Care After Death:Guidance for staff responsible for care after death. 2015.(https://www.hospiceuk.org/)
3) 厚生省健康政策局長．情報通信機器を用いた診療(いわゆる「遠隔診療」について．健政発第1075号．平成9年12月24日．(https://www.mhlw.go.jp/content/10800000/tushinki01.pdf)
4) 厚生労働省．情報通信機器(ICT)を利用した死亡診断等ガイドライン．平成29年9月．(https://www.mhlw.go.jp/content/10800000/000527813.pdf)

# Memo

第5章

死因究明の実践

## 突然死

　ここからは，法医学で扱う大きなテーマや対象について，主なものを概説していく．ただし，すべてを述べることは難しく，限られた項目に絞ることになる．

　突然死とは，前述したとおり，予期しない発症から24時間以内の病死を意味しており，内因性急死ともよばれる．なぜ病死である突然死を法医学が多く扱うかというと，当初死因がよく分からず，不明とされたからである．一般的な病気の経過というのは，高血圧とか高脂血症とかいった基礎疾患が普段は顕著な自覚症状を覚えることなく，不顕性に進行していく．それが，ある日突然，血管が詰まる，破綻するといったことが起こり，顕性に重大な症状が露わになる．それだけに，つい先ほどまで普通に生活していた人が，突然意識を失い，ショック状態となり，病院に搬送されたが死亡してしまうケースが典型的な経過になる．そして，救急搬送された病院で診断できればよいのだが，十分な検査ができず死因を説明するに足る所見を欠き，診断できなかった場合に，異状死の届け出となる．

　それらの過半数は循環器系疾患が原因で，狭義の意味での突然死は，心臓性突然死（sudden cardiac death：SCD）を意味する．一方で，あらゆる疾病が，突然死につながりうるのだが，突然死を起こしうる疾病にはやはり一定の傾向がある．**図1**に示したように，血液の流れで考えると理解しやすい．心臓を養う冠状動脈が閉塞し血流が減少停止すれば心筋虚血であり，最も太い血管である大動脈が破綻して心嚢や胸腔へ出血が広がれば大動脈解離である．

　具体的な病名をあげると，循環器系疾患としては，心筋梗塞，狭心症，心筋症，致死的不整脈などである．中枢神経系疾患としては，血流が止まれば脳梗塞であり，血管が破綻すれば脳内出血，脳動脈瘤の破綻に伴うくも膜下出血になる．呼吸器系疾患としては，血流の問題として肺動脈血栓塞栓症や肺結核の喀血があり，そのほかに気管支喘息，自然気胸などがある．消化器系疾患としては，消化性

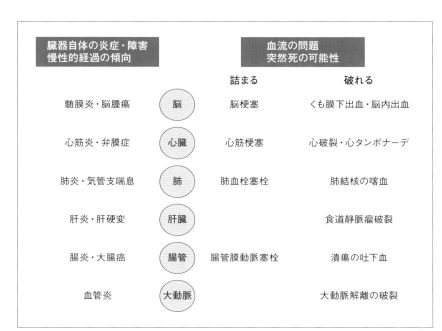

**図 1　突然死をきたしやすい疾患群**

　潰瘍，上腸間膜動脈塞栓症，肝硬変に伴う食道静脈瘤破裂．そのほか，周産期妊婦に起こる子宮外妊娠破裂，羊水塞栓症等々，あげればきりがない．

　突然死のなかで最も頻度が高いSCDに対する剖検診断としては，虚血性心疾患という診断名がよく使われる．この疾病名は，酸素や栄養を供給する血流とそれを消費する筋肉運動のバランスが破綻した状態を意味しており，狭心症，心筋梗塞，肥大型心筋症といった疾患群を包含する上位の診断名と考えればよい．急性心筋梗塞を想定しながらも，血栓が軟凝血で確認が難しい時や，心筋に虚血の変化が現れるのには数時間かかるので，心筋に虚血の所見を十分に確認できなかった時などに，この虚血性心疾患という診断名が，剖検後の病理的診断として好んで使われている．

　虚血性心疾患に関しては，解剖を実施し，組織検査まで行ったうえで診断することが望ましいことは当然である．一方で，遺族の同

意が得られない場合や，解剖体制が未整備であることなどから，検案のみで診断を求められる場合も多い．その場合には，CT検査による心肥大や冠状動脈の石灰化，血液検査ではBNPやCRP値等を参考にして判断するが，心電図検査は実施できず，生体に対して有効な指標となるトロポニン，CK等は死後に測定しても死後変化を受けており，診断の参考にはならない．死後に検案でできる診断には限界があり，精度が落ちることはやむをえない．

これに対し，悪性新生物や感染症などは一般に慢性の経過をとるために，突然死の形態をとることは少ない．ただし，独居者の死亡発見で通院歴を欠く場合など，異状死の扱いを受けざるをえないので，法医解剖では慢性疾患に出合う機会も，決して少なくない．

突然死は一見通常の生活を送っている人に発生する予期せぬ死亡なので，日常の勤務と関連して対応を求められる場合がある．たとえば，タクシーやトラックといった職業運転手は，毎日何時間も運転行為をしており，そのなかで突然死をきたすことは十分にありうることである．身体の異常に気づき，危険回避行動ができればよいのだが，急激な意識低下から衝突事故に至るケースは多く，運転中の病死とよばれ，奇異な交通事故として時々報道される．**図2**は一例で，運転手が突然死を起こし，車両がガードレールに衝突している．

われわれの調査では，運転中身体に異常を自覚して路側に車両を停止させ，危険回避ができているケースが一部にはあるものの，多くは路側の家屋といった物体に衝突して停止しており，なかには対向車線に進入して他の車両と衝突し犠牲者がでているケースもある．有名な事故としては，2016年2月に大阪梅田で51歳男性が運転する普通乗用車が歩道を暴走し，歩行者1名をはね死亡させた事例があげられる．この運転手は運転中に大動脈解離を発症し，心タンポナーデから事故直後に死亡した．

労働災害との関連では，労働中に突然死する**過労死**があげられる．労災補償制度は，業務上の負傷，死亡，疾病を対象として，被

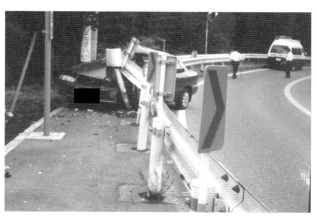

**図 2　運転中の突然死**

災者とその家族を救済する目的で設けられている．公衆衛生学の上畑鉄乃丞医師は，「過重な労働が誘引となり，高血圧や動脈硬化症など基礎疾患を急激に悪化させ，脳血管疾患や虚血性心疾患を急性発症し死亡に至った場合」を過労死と定義し，ホワイトカラーの労働者で起きることを示した．その後，過労死が社会問題となり，過重な仕事が原因で発症した脳・心臓疾患や，仕事による強いストレスが原因で発病した精神障害の状況に対して，1987 年に「脳血管疾患及び虚血性心疾患等の認定基準」が示され，世界で初めて過労死が公的に認められた．現在，「過労死等」は，過労死等防止対策推進法（平成 26 年法律第 100 号）第 2 条において，「業務における過重な負荷による脳血管疾患若しくは心臓疾患を原因とする死亡若しくは業務における強い心理的負荷による精神障害を原因とする自殺による死亡又はこれらの脳血管疾患若しくは心臓疾患若しくは精神障害をいう.」と定義されており，死亡案件としては自殺までを含むものとなっている．2022 年度の過労死等に関する請求件数は 3,486 件で，支給決定件数は 904 件となっており，増加が続いている．法医学でも労災関連の剖検は増加しており，通常司法解剖で行われている．

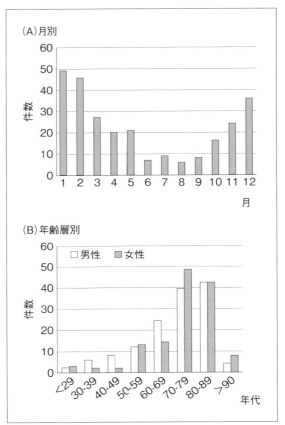

**図3 月別(上)年齢層別(下)入浴中の急死数**
(*n*=259)

## 入浴中の急死

　入浴中の急死は，わが国に特有の死亡の形態で，東京都健康長寿医療センター研究所は，2011年に全国で年間17,000人が犠牲になっていると推計した[1]．予防の啓蒙活動や浴槽の改良から減少傾向にあるとされるが，依然1万人以上が犠牲になっていると想定されている．**図3**はわれわれの部署で検案解剖となった事例をまとめたデータだが，65歳以上の高齢者に多く，男女差はなく，冬季に多

発する[2]．わが国の入浴スタイルは非常に特殊で，40℃以上の高温水に首までつかるもので，世界的には head-out immersion（頭出し入浴）として知られている．

若い人も同じ入浴条件であるのに高齢者だけに起こる理由は，冬場の寒い脱衣所と高い水温の温度差に伴う**ヒートショック説**，長時間入浴に伴う高体温説など諸説がある．足がついた浅い浴槽内で発生するので，体の異常に気づいたら浴槽から出るなり，人に助けを求めればよいだけのことだが，それがまったくできておらず，急激な意識低下が起こるなか，体調不良が生じていることは確かだ．

ヒートショック説とは，温度変化により急激に血圧が上下することで，心筋梗塞や不整脈，脳出血，脳梗塞などの発作を起こすことを意味しているが，入浴中の急死の解剖を多く行ってきた立場からすると，身体に明確な心筋梗塞や脳出血，脳梗塞の所見を観察することは少なく，むしろ急激な意識低下のなか，溺水吸引を直接死因としている事例が典型的となる．寒い季節に，温かい室内から脱衣所，浴室と寒い場所へ移動し服を脱ぐなかで，寒冷条件に反応して交感神経が優位となり，熱を逃さないように血管が収縮することで血圧が上昇する．次に40度を超える温水に身体が浸かると，今度は血管が拡張し血圧が急激に低下し，脳への血流が減少し意識が低下すると考えられる（**図4**）[3]．

高温下の入浴スタイルとしては，北欧のサウナやトルコのハマムも知られている．やはり入浴中の急死が報告されているが，数は少ないようで，わが国のように深刻な状況はまったくない．何が違うのかというと，体に接する物質がサウナやハマムでは熱気である空気なのに対して，わが国における温水浴では液体が体の表面に接している点である．空気と液体では熱の伝わりやすさである熱伝導が大きく異なり，液体のほうが何十倍も熱を伝えやすい．すなわち，温水浴した時の体温上昇は，熱の流入が急速に進む分だけサウナの時よりも急激になる．これが入浴中の急死を防ぐことが難しい原因になっていると筆者は考えている．

第5章　死因究明の実践

99

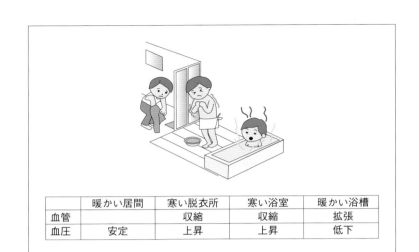

**図4 ヒートショック説における血圧変化**

　入浴中の急変には，救急搬送された後に救急医が死亡診断にあたる場合もあるが，異状死に該当し警察への届け出から法医学医師や警察協力医が死因の判断にあたる場合が大半である．その診断に際して，決まった原則があるわけではなく，個々の医師によって判断が異なるのが実態である．8割方は虚血性心疾患等による病死とされ，残りは溺水ないし高体温による不慮の外因死のいずれかで死亡診断書や死体検案書が作成されていると思われる．すなわち，死因統計上その一部が溺水吸引による溺死に含まれている．これが，わが国における高齢者の溺死の増加に反映されている（**表1**）[4]．

　解剖やCT検査で冠状動脈の硬化所見や心肥大といった心臓病変が見つかれば病死を優先し，病的所見に乏しく循環器系疾患の既往がなかった場合で，気道内の泡沫液，肺水腫，胸腔内滲出液貯留といった溺水吸引の所見があれば外因死をとるといった程度が，関係者の総意が得られる基準だと思う．これだけ深刻な状況にもかかわらず，死亡診断書に基づく死医統計からは実態を把握できておらず，死因究明等推進基本法もできたことから，真っ先に取り組むべき課題であろう．

表 1 年齢段階別にみた不慮の溺死および溺水の死亡率
　　　（男性；人口10万対）の国際比較

| 国名<br>年齢 | 日本<br>(2016) | 米国<br>(2015) | フランス<br>(2014) | ドイツ<br>(2015) | イタリア<br>(2014) | イギリス<br>(2015) |
|---|---|---|---|---|---|---|
| 1〜4 | 0.9 | 3.4 | 1.6 | 0.9 | 0.7 | 0.4 |
| 5〜14 | 0.5 | 0.7 | 0.2 | 0.3 | 0.1 | 0.1 |
| 15〜24 | 1.0 | 1.9 | 1.0 | 1.0 | 0.9 | 0.9 |
| 25〜34 | 0.7 | 1.6 | 1.1 | 0.6 | 0.8 | 0.4 |
| 35〜44 | 1.0 | 1.4 | 1.2 | 0.5 | 0.7 | 0.6 |
| 45〜54 | 1.5 | 1.6 | 1.8 | 0.5 | 0.8 | 0.6 |
| 55〜64 | 4.1 | 1.8 | 2.7 | 0.9 | 0.8 | 0.9 |
| 65〜74 | 10.9 | 2.0 | 3.7 | 1.0 | 1.3 | 0.8 |
| ≧75 | 36.6 | 3.0 | 5.3 | 1.8 | 2.1 | 0.7 |

　病死として扱うべきか，外因死として扱うべきかいまだに決まっていない入浴中の急死であるが，繰り返し問題となってきたのは，保険金の支払いである．生命保険では不慮の事故に該当して災害割増特約の適用になるのか，傷害保険では約款の「急激かつ偶然な外来の事故によってその身体に被った傷害」に該当するのかといった議論である．死亡診断書に，死因を虚血性心疾患，死因の種類を病死とされた場合に，溺水吸引という外来性があったとしても疾病先行であり，傷害保険では免責となってしまい，支払われない．一方で，死因を溺水吸引，死因の種類を溺水による不慮の外因死とすれば，支払われる可能性が高くなる．診断を行う医師からすれば，患者が傷害保険に加入しているかなどまったく想定もせずに記載しており，だいぶ後になって保険会社から質問を受けて，はじめて状況がわかることが多い．

　考え方としては大きく2つあり，疾病が関係している以上，原則として支払われず，紛争を解決するには，疾病は関係していないことを保険金請求者が立証する必要があるという考え方と，すくなくとも溺水という外因が死亡に関連している以上，疾病は間接的原因にすぎないので原則として支払われるべきであるという考え方であ

る.

　生命保険災害割増特約についての訴訟（平成 11 年（ワ）第 3132
号）に対する名古屋地裁判決（平成 14 年 9 月 11 日）では，入浴
中の急死は完全に病的な要因により発生するものと判断され，免責
すなわち保険会社側は支払う必要はないとされた．一方で，73 歳男
性が入浴中に急死した傷害保険金支払い請求事案（平成 18 年（ネ）
472 号）である大阪高裁判決（平成 19 年 4 月 26 日）では，解剖
を受けたうえで脳疾患や心臓疾患といった重大な病的所見を認め
ず，動脈硬化性変化も年齢相応と確認され，さらに高血圧，心臓病
および糖尿病といった既往がないなかで発生した入浴中の急死につ
いては，急激な外来性と認められると判断された．要するに，特に
病歴のない高齢者が明らかに溺水吸引の所見を伴って入浴中に死亡
した場合には，保険金を受け取れるという逆の判決である．

　入浴中の急死に対する判決ではないが，82 歳のパーキンソン病
患者が餅を喉に詰まらせ後遺障害が残った事案の傷害保険金支払い
の訴訟（平成 18 年（受）第 95 号）に対する最高裁判決（平成 19
年 7 月 6 日）は，請求者は事故と残った障害との間に相当因果関係
があることを立証すれば足りるとし，疾病を原因として生じたもの
ではないことまで立証すべき責任を負うものではないとした．すな
わち，疾病との因果関係は支払い側が示すべきで，示せないならば
疾病先行の免責は成り立たないとし，実質的には後者の外因が死亡
に関連している以上，疾病は間接的原因にすぎないので原則として
支払われるべきという考え方を支持した[5].

　最高裁判決後にもかかわらず，津地裁判決（平成 22 年 3 月 25
日）では，被保険者が自宅の浴槽内で死亡した事案（平成 19 年（ワ）
第 597 号）で，判旨は「死亡の直接原因が溺水であることの立証が
ない」として免責とし支払いの必要はないとした．本件では，解剖
は行われず検案のみで死体検案書が発行され，死因は不詳とされて
いた．これが原因で溺水吸引の立証が難しくなったのであって，本
人や家族に何か落ち度があるわけでもない．監察医制度非施行地域

では，一般臨床医が死体検案を行っており，外表検査だけからでは死因の判断は難しく，溺死とされていれば保険金は支払われた可能性は高かったであろう．しかし，入浴中の急死は数も多く，高齢者が大半なので，警察もあまり問題視せず，担当した医師も解剖にまで回すことはなく，よくて死後CT撮影を行ったうえで，検案で終了するケースが大半である．要するに，入浴中の急死における支払い基準は定型化されておらず，いまだに事例ごとに判断がされている．

　個人的な経験からすると，先の説明と矛盾するようだが，入浴中の急死が急激な血圧低下から意識障害を発生し溺水して吸引したという病態だけで，すべてを説明できるとは考えていない．その理由は，浴槽の構造と入浴姿勢から，顔が水面につかっていない入浴中の急死事例もあり，溺水吸引の所見を欠いているからだ．それでは，虚血性心疾患や不整脈といった病的所見を優先して考えるべきかというと，それも疑問に思っている．心臓に起因する突然死が起こったとして，浴槽から脱出したり助けを求めたりする程度の余裕があってもよさそうなものだが，家にいた家人にまったく気づかれずに浴槽内で意識なく発見されることが通常である．たまたま早期に発見されて救急搬送されたとしても，典型的な心筋梗塞所見を確認できない場合が大半とされている．ヒートショックや高体温が主因と考えているが，本当の原因をつきとめてほしいところである．

## 乳幼児の急死

　**乳幼児突然死症候群**（sudden infant death syndrome：SIDS）は，旧約聖書などの古典にも記載がある乳幼児の急死である．普通に発育していた乳幼児が睡眠中に死亡して発見されるのが典型的で，発見時はうつ伏せの場合が多く，泣き声を上げ苦しんだ形跡はない．睡眠からの覚醒反応の機能不全が病態と考えられているが，その真の原因はいまだわかっていない．直前に軽度の上気道炎や胃腸症状を伴っている場合もあるが，健康状態から死亡するとは予期

されず，状況調査や剖検によっても死因が判然としない．日本小児突然死予防学会での定義としては，「それまでの健康状態および既往歴からその死亡が予測できず，しかも死亡状況調査および解剖検査によってもその原因が同定されない，原則として1歳未満の児に突然の死をもたらした症候群」とされている．

SIDS はうつ伏せ寝（prone position）との関連性がよく知られている．1950年代の米国でうつ伏せ寝は，よく寝る，吐乳の頻度が低い，首座りやハイハイが早い，頭の変形が少ない等の利点が指摘され，1960年代になって米国内の病院や家庭内保育で普及し，さらに欧州へも波及した．この時代には6割程度の乳幼児が，日常的にうつ伏せ寝であったとされる[6]．その後，1970年代にSIDSの増加とうつ伏せ寝との関連性が指摘されるようになり，1990年代以降，うつ伏せ寝を止めるキャンペーンが世界的に展開され，減少傾向に向かったという経緯がある．

一方で，睡眠中の窒息事故による死亡でもSIDSと身体所見を区別することは難しく，サンディエゴ会議（2004年）にて用語使用の厳格化が議論され，発症時期，状況や剖検所見をより厳密に考慮したうえで，原因を説明不能なもののみSIDSとよぶとした．そして，睡眠に関連した乳幼児の急死全般を sudden unexpected infant death（SUID）ないし sudden unexpected death in infancy（SUDI）という新たな名称で区別することが提唱された．現在では，SUID は ICD-10 における SIDS（R95），「診断名不明確及び原因不明の死亡」（R99）と「その他の不慮の窒息」（W75）を含む広い疾病概念とされ，寝具のかぶさり，添い寝の際の下敷きによる窒息や高体温等も含まれる．

SIDS の発生頻度は，2021年度には死因統計上73件で，1歳未満の乳幼児死因の第3位となっており，減少傾向は顕著である．しかし，診断の厳格化から，死因を不詳とされる場合も多くなっており，見かけ上減少しているだけで，実数は統計に表れるほどには減っていないと考えられている．

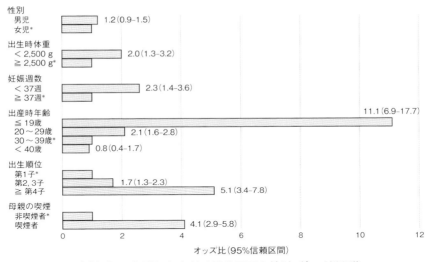

図 5　SUID事例（n＝259）における発生要因の検討（＊：対照群）

　図 5 は，窒息疑いを含む SUID に該当した，睡眠中に異常に気づいて死亡した事例（n＝259）の情報を問診・チェックリストに記入して集め，人口動態調査を対照とした時のケース・コントロール・スタディの結果である[7]．男児がやや多いことはどの調査にも共通することだが，統計学的な有意差はない．低体重出生児は正常体重出生児に対して，早産は満期産に対して 2 倍程度の危険因子となった．母親の年齢について，30 代を対照とした時に 10 代母親のオッズ比は 10 倍を超え，きわめて高い危険性が示唆された．出生順位については，第 4 子以降は第 1 子に対して 5.1 倍と大きく上昇し，母親の喫煙者は非喫煙者に対して 4.5 倍となった．また，最後に生存を確認して異常に気づくまでの経過時間は平均 4.1 時間で，添い寝は 62％，発見時にうつ伏せ状態は 40％であった．

　ティーンエイジャーの母親できわめて高いオッズ比となったことから，若年出産では経済的・精神的に安全な睡眠環境を子どもに与えられず，事故が発生しやすいと考えられた．また，出生順位が下位の子どものリスクが高いことが確認でき，この現象は昔から指摘

されてきた．わが国には添い寝（co-sleeping）の習慣があり，母子保健でも添い寝を推奨している．一方で，家族で雑魚寝状態の家庭があり，気づいた時には兄弟の足の下や，寝返りを打った父親，授乳後に寝込んだ母親の下敷き（overlay）になっていた等の劣悪な睡眠環境が，下の子どもが犠牲になりやすいひとつの要因と考えられている．しかし，このことを罪には問えないので，警察はあまり克明に記録を残そうとはせず，市町村が死亡状況調査をすることになっているが，慣れない職員や医師が聞いたところで，親の口からoverlayの事実を聞き出すことは難しいであろう．英国でも，かつては下の子どもに睡眠中の急死が多発していたが，現在ではその傾向はなくなっていると報告されている[8]．おそらく，英国ではベビーベッドでの単独睡眠が確保されるなか，下の子の死亡事故が減少したと考えられる．

近年成立した成育基本法と死因究明等推進基本法に基づき，子どもの事故死を検証する「予防のためのこどもの死亡検証」制度，通称**チャイルド・デス・レビュー**（child death review：CDR）が，2021年度から地域を選んで開始された．個々の事例の検証から防げる乳幼児の死亡事故を抽出して，社会に対して対策を提言していくことを目的としている．

## 児童虐待

**図6**は児童相談所への年間の相談件数の推移である[9]．平成の初頭には家庭内で親が子どもを虐待するという認識は社会のなかにまったくなく，相談は千件程度であった．その後の事件報道等から深刻さが顕になり，数は指数関数的に増加し近年は20万件を超えており，実際の対応件数も増加の一途である．その風潮のなかで「児童虐待の防止等に関する法律」（平成12年5月24日法律第八十二号）が制定され，児童虐待を発見した者に児童相談所への通告が求められるようになった．法医解剖でも児童虐待により死亡した事例は増加しており，2020年度には全国で61件の死亡例があったとさ

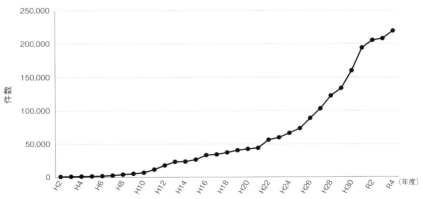

**図 6　児童相談所への年間の相談件数**

れ，親の無理心中に巻き込まれた犠牲も 21 件あった．

　児童虐待は，殴る，蹴る，叩くといった身体的虐待，子どもへの性的行為等の性的虐待，家に閉じ込める，食事を与えないといったネグレクト，言葉による脅し，無視，兄弟間での差別的扱いといった心理的虐待の 4 型に大きく分類できる．件数としては心理的虐待が 6 割を占め最も多く，4 割は小学校入学前の子どもが犠牲者である．命にかかわる事件になりかねないのが**身体的虐待**と**ネグレクト**である．

　ネグレクトの 1 例を紹介してみる．3 歳男児，8 月のある朝，子どもの様子がおかしいと母親が救急を要請する．病院に搬送されるが，すでに死亡しており，病院より警察に通報がある．既往歴としては，1 歳時にベッドから転落したとのことで，頭蓋内出血，右大腿骨骨折の治療を受けている．20 歳代の両親と 3 人暮らしで，室内は雑然とし，子どもは居間に置かれた大きな段ボール箱内に入れられ育てられていた．

　ネグレクトを受けた子どもの特徴に，栄養不良からくる成長障害がある．この被害児の身長は 71 cm，体重は 4.5 kg，頭囲は 44 cm と，3 歳児後半の平均（±標準偏差）が，身長 97.8±4.1 cm，体重 15.0±1.6 kg，頭囲 50.1±1.6 cm であり，比較すると極端に小さ

く，生後9〜10カ月相当の体格と顕著な成長不全状態であった．さらに，一般に不衛生や不適切な服装も特徴で，本児は背中に垢がこびりつき，歯垢がたまり，爪も伸びていた．

他には解剖所見としては，極端なやせ，血中尿中からのケトン体の検出，大腸内の宿便の存在等の所見を合わせて提示し，死因を低栄養に伴う諸臓器不全としたが，長期にわたり飢餓状態が続いたことは明らかであった．本件は刑事裁判となり，死亡することをわかったうえで十分な保育や医療を受けさせなかったことを理由に殺人罪に問われ，判決は有罪で父親母親ともに懲役6年とされた．ネグレクトでは国内ではじめての殺人罪が適用された事案となった．ネグレクトと英語で表現すると単に"無視"というニュアンスで捉えられがちだが，両親は喧嘩がたえず完全な育児放棄の状態であり，1歳時に受傷した時に医療者は行政に連絡していたが，まったく対応はなかった．20年以上前の事例なので，ある程度やむをえないが，現在ならばこの時点で子どもの保護のため児童相談所が強く介入していたはずだ．

近年の法医解剖では，身体的虐待として乳幼児の重度の頭部外傷例を毎年のように担当している．しかし，密室での出来事であるため何が本当にあったのかを確認することは難しく，証拠が乏しいなか，裁判は混迷を極める．裁判はそれ自体として重要なのだが，早期の児童虐待の発見と介入が，子どもの命を救うとともに，親を守ることにもなると考えている．

## 司法解剖と法廷での証言

法医学が行う解剖は，第3章「死亡診断」で述べたとおり，現在3種類ないし細かくは4種類に分けられる．このうち，マスコミでしばしば報道されるのが司法解剖で，刑事裁判を前提に犯罪死や変死扱いの遺体に対して鑑定が行われる．流れとしては，事件発生後に後日裁判になる可能性が高いと警察ないし検察が考えた時に，警察署長ないし検察官が法医学医師に対して鑑定嘱託書を発行し，そ

れに加えて，遺体を解剖してもよいとする裁判官が交付する処分許
可状をもって行われる．司法解剖にはこれら2つの書面が必須のも
のとなっている．鑑定嘱託書には鑑定を求める項目が挙げられ，死
亡した原因である死因，自殺なのか他殺なのかの区別，死亡後の経
過時間と死亡推定時刻，創傷があればその部位と性状ならびに受傷
機転，薬毒物摂取の有無等が典型的な項目となっている．

　わが国においては大学医学部の法医学教室が司法解剖を担ってお
り，東京，大阪，神戸にある監察医施設では司法解剖を行っていな
い．実施する組織は国によって異なり，わかりにくい部分でもある．
アングロサクソン系といわれる英米法の国々では，このような司法
解剖を行う組織は主に検視局と呼ばれる行政組織が担っている場合
が多い．パトリシア・コーンウェルが「検屍官」シリーズでその一
端を描く世界である．一方，ドイツやフランスといった大陸法の
国々では，これを大学の法医学教室に所属する医師に委ねている．
どうしてこのように異なるのか歴史的な経緯を知るわけではない
が，ルネサンス期のイタリアに始まった人体解剖という行為は大学
医学部を中心に行われ，執刀者がその結果を裁判で証言するように
なるのだが，大陸系の国々ではその流れのまま大学に解剖を委ねた
のだと思われる．大学にしろ，検視局にしろ，警察と別の機関に証
拠確保の一部を分担させることにより，裁判での立証の中立性を担
保する面もあると理解している．

　全国の法医学教室で年間9,000件程度の司法解剖が実施されてお
り，各施設では年間100体を超える数を担当している．ただし，こ
れらのすべてが刑事裁判になるわけではなく，実際に裁判となり鑑
定書が証拠として利用されるのは，1割から2割程度と思われる．
裁判においては，公判前に論点整理が行われ，死因や受傷機転が論
点となった場合に，法廷に証人として出廷し証言することになる．
その回数は，年間5件前後といったところであろうか．また，担当
した解剖以外でも，専門に応じて別件で鑑定や再鑑定の依頼を受け
る場合もあり，法廷で証言する機会はさらに増える．

鑑定は個人鑑定が前提ではあるが，解剖と検査は何名かのスタッフで行われるチーム作業である．TVドラマや推理小説で描かれるように，解剖執刀者のひらめきから謎多き事件が見事に解決されるといった華々しい活躍が想像されるが，実際の鑑定結果は警察の捜査を裏付ける程度のものに過ぎない場合が大半である．ただし，時に証人としての証言が判決を左右する場合もあり，責任は重いが，やりがいを実感できるところでもある．司法解剖を担当したうえで，法廷での証言し，裁判に深く関わった事例を次にあげてみる．

## 法廷における証言

路上を裸足で歩く3歳男児が警察に保護され，児童相談所（児相）に引き渡される．翌日，母親が児相から子供を引き取るが，その後，母親は父親の暴力を理由に家を出てしまう．父親が長男を一人で育てていたが，5歳半頃に長男は死亡したとされる．児相はこの児童が小学校に入学していないことを確認し自宅を訪れたが，人気はなかった．その5年後，中学校に入学するはずが，その手続きはなく，児相が警察署に行方不明届を提出する．警察官が父親に同行を求めてアパートを訪れると，雨戸が閉ざされた6畳和室で布団の上に横たわる白骨化した遺体が発見された．父親は子供が死亡後に転居したが，元のアパートを借りたままにしてあった．われわれの部署で司法解剖が実施され，その後父親は保護責任者遺棄致死罪容疑で逮捕された．

解剖時所見としては，乾燥著明な褐色の皮膚組織を一部認める以外，ほぼ白骨化した小児の死体で，臓器は完全に欠如し，頭部は頸椎でほぼ分離し，骨に損傷はなく風化が進行していた．検査所見としては，歯のパノラマ撮影像（**図7**）で萌出した乳歯と上下顎骨に埋没した永久歯の状態から5～6歳児相当と判断できた．さらに，歯科用の小型線源を用いて解剖室内で単純X線線撮影を試みたのが**図8**の写真である．

当然のことながら，父親によるネグレクトによる虐待死が疑われ

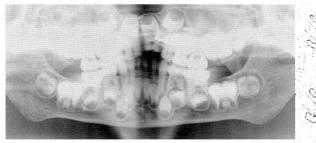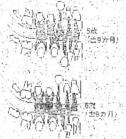

図 7　本白骨児の歯牙パノラマ撮影像（左）と標準的な5歳6歳児の歯牙萌出（右）

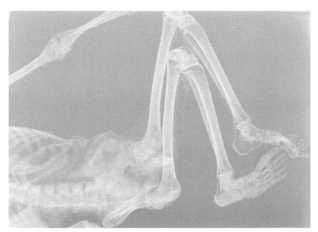

図 8　歯科用簡易装置で撮影された本白骨児の単純レントゲン撮影像

たが，父親と児童の二人だけの世界で起きた密室の出来事だけに，何があったのか立証が難しい事件であった．死亡後早期の遺体であれば，いろいろな身体所見を確認し検査も実施できるのだが，食事を与えない低栄養状態があったとしても，白骨では痩せといった身体所見や血液・尿中でのケトン体検出等の検査結果を得ることは困難であった．病死の可能性を含めて，なぜ死亡に至ったのか死因を推定することは難しかった．鑑定書には以下のように記載した．

「ミイラ化し死因に結びつくような有意の所見を得ることは困難

111

で，本屍の死因を不詳，死因の種類も不詳の死と判断せざるをえない．また，他殺を疑うような所見を得ることも難しい．ただし，状況からは，低栄養が推定されるが，不詳という死因は，この可能性を否定するものではなく，あくまで有意の所見を得られない以上，不詳とせざるをえないということである．」

　本件は，被告となった父親が長男の死亡前に女性と交際を始め，育児放棄につながったとされ，その身勝手さに加えて，何年も行方不明であることを知りながら対応ができていない児相に批判が集中し，連日のようにマスコミが取り上げ，社会が注目する大事件となった．実際の裁判では，検察官は長期にわたる幼児に対する虐待行為，いわゆるネグレクトがあったとして容疑者である父親を殺人罪で起訴した．しかし，解剖を担当した筆者は，死因に結びつくような所見を得たわけではなく，状況だけを頼りにあまり想像力を働かせるべきではないと考えていた．長期にわたるネグレクトがあったとするならば，児童虐待の項で述べたように，すくなくとも重大な成長の遅れを確認する必要がある．**図9**はその一例の発育曲線である[10]．しかし，以下の3点において，発育の遅れについて疑念が残った．

① 頭部は白骨化しており，頭骨上で頭囲は47.2 cmと計測された．生体ならば頭皮があるので直径にして1 cm程度は長くなるはずで，生前の頭囲は3 cm程度大きかったと想定できる．そうすると頭囲は50 cm程度だった可能性が高く，これは5歳半児の平均値である．

② 歯牙の発生は5〜6歳児相当で，想定された死亡時の年齢と一致しており，順調な発育といえる．

③ 頭部は分離し，体が屈曲していることから，遺体から正確に身長を計測することは困難であった．そこで長管骨の長さから身長の推定を試みたが，報告されている推定式は成人用で，小児用ではない．小児は成人に比べて身長に対して手足は長く，成人用の式を用いると実際よりも高く推定されてしまう可能性

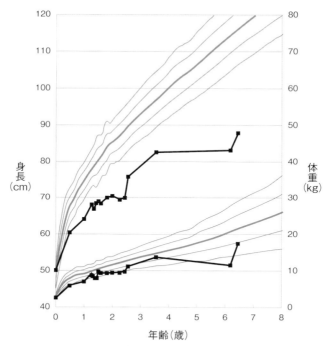

図 9　長期にわたるネグレクトに伴う被虐待児の身長と体重の発育遅延の1例[10]

がある．代表的な推定式を用いると，安藤式で82.9 cm 程度，長谷川式で118.9 cm程度となり，一方は著明な低身長となり，他方は高身長に属し，この結果を採用するわけにはいかなかった．したがって，推定身長から成長の遅延を推定することは難しいと判断した．

　これらの点から長期のネグレクトによる重大な発育の遅れには積極的にはなれず，父親はすくなくとも長男の成長に必要な栄養は与えていたのではないかと考え，法廷での証言で育児放棄を肯定するような意見を求められても，消極的な姿勢に終始せざるをえなかった．最終的に，地裁では殺人罪と詐欺罪で有罪，懲役19年と判決が下った．判決後に被告側の弁護士から連絡があり，審議について

話を聞いた．検察側の証人には他に 2 名がおり，長期にわたるネグ
レクトを支持する意見を述べていた．放射線科臨床医の主張は，死
後に骨密度に変化はなく，X 線写真から見るかぎり，骨密度は正常
の半分程度である．したがって，長期間の低栄養状態が継続したの
だろうというものであった．もう 1 人の開業医は，X 線写真を見る
と遺体は足を折った状態であり，これは関節の拘縮を示すもので長
期間にわたり，この姿勢で横になっていたことを示していると主張
した．しかし，これらの証言に対しては，不合理な点を感じざるを
えなかった．

　半減した骨密度との主張に対しては，この X 線写真は，歯科用の
簡易な線源で撮影し，コピー用紙にレーザープリンターを用いて印
刷したものである．このような医療現場での撮影とは比べ物になら
ない粗末な像から骨密度を客観的に評価できるとは思えなかった．
実際の遺体は死亡から約 7 年が経過しており，骨は腐敗や変性から
カルシウム成分は失われ，軽量化し風化が進行していた．法廷に提
出した意見書には，その証拠として上腕骨の断面の写真を添付した．

　拘縮に対しては，拘縮は寝たきりの高齢者に起こる関節の屈曲位
での固定であるが，寝たきりとはいえ体動があるなか，月単位の経
過で生じる症状である．写真のような姿勢でじっと横たわっていれ
ば，幼児といえども数日で褥瘡が形成され拘縮が起こる前に死亡し
てしまうと思われ，この写真だけから拘縮があったとするには根拠
が不明確であった．単に亡くなった時に写真の姿勢であったに過ぎ
ないのではないかと思われた．さらに文献を検索してみたが，乳幼
児の飢餓状態で拘縮が起こるとの記載を見つけることはできず，
Web 上でアフリカの飢餓状態の子どもの写真を多数見たが拘縮を
起こしたような姿を見つけることはできなかった．

　1 審に関わった証人は 2 審には関わらないのが裁判の原則だが，
例外的に高裁では弁護側の証人として関わることを許された．た
だ，法廷での証言の場は与えられず，上記の 2 点について述べた意
見書を提出した．意見書ではこれに加えて，当初の鑑定書作成時に

は見つけられなかった長管骨長からの身長推定式として，3歳から10歳用の推定式を示した米国からの論文報告を見つけたので，この式を用いた時の数値を併せて提示した．それに従えば長管骨からの推定身長は，各骨からの平均で 101.7 cm となった．この数値を成長曲線上で見ると，同年代の平均値から下方 40 パーセント以内の範囲に入っていた．頭囲，歯の萌出状態，推定身長からは，ある程度の成長の遅れはあったとしても，児の成長はおおむね正常範囲内であったと考えられた[11]．

　すなわち，死亡直前に児童に何があったかまでは白骨化のため分からなかったが，すくなくとも 3 歳から 5 歳までの 2 年間程度については，児童の成長に必要な栄養は与えられ，成長に決定的な支障はなかったのではないかと考え，その旨を意見書に記載した．翌年高裁は一審判決を破棄し，保護責任者遺棄致死罪で懲役 12 年と判決を下した．最終的に，殺人罪は適応されなかった．判決文をみると，長期にわたるネグレクトがあったとするには根拠に乏しいとされ，死因を推定できないことには問題か残るとされていた．

　これは一例に過ぎないが，解剖所見を法廷に提示するにとどまらず，事件において死亡者に何が起きたのかについて意見を求められる場合がある．もちろん，解剖の執刀医は罪状名や刑期の適否に意見する立場にはないが，審議内容の合理性について注意を払い，時にその不合理性について意見を述べることは可能である．そして，多くの場合，執刀医の証言は法廷で非常に重要視される．

## 孤立死

　第 1 章で述べた，発見時に硬直や死斑が発現し蘇生の余地がないと判断され，救急搬送されずに社会死として扱われたケースの多くは，一人暮らしの死亡発見である．阪神淡路大震災の復興過程で，一人暮らしの被災者の仮設住宅内での死亡が相次ぎ，社会的に注目され，当初は孤独死とよばれた．現在では行政を中心に孤立死とよぶことも多いようだが，何をもって孤立死とするのか定義が難し

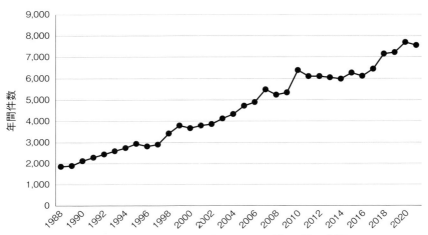

**図 10　東京都監察医務院における一人暮らしの取り扱い数の変遷**

い．一人暮らしはやむをえないことで，たとえ一人暮らしをしていたとしても，家族が近くに住んで世話をしているなか，死亡の翌日に家人に発見された場合，これを孤立死とはよべない．やはり，社会とは隔離され，誰にも気づかれず，発見が遅れたケースを指す用語のはずである．

　内閣府の調査によると，65歳以上の男性単身世帯の半数以上が近所の人との付き合いは「あいさつ程度」と回答しており，「付き合いはほとんどない」を合わせると7割に達する[12]．この家族や周囲との疎遠化が死亡後の発見の遅れの原因となっていることは明らかであろう．

　統計としては，東京都監察医務院のデータが利用可能で，23区内における一人暮らしの死亡発見数を提示しており，その取り扱い数の変化を示したのが**図 10**になる[13]．1988年には1,863件であったものが，2021年には7,545件となり，33年間で4倍に増加しており，深刻さが浮き彫りになる．これは人口10万人当たり年間78件程度の孤立死が発生している計算になる．孤立死の数は，一人暮らしの世帯数に比例しており，核家族化の進行を表している．以前，

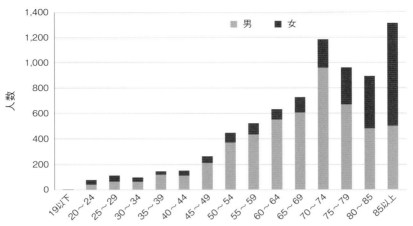

**図 11　東京23区内における孤立死の年齢・性別分布（令和3年度）**

　われわれが山形県で実施した調査では，山形での人口当たりの発生頻度は23区内の1/3程度であった．

　年齢と性別の分布は**図 11**のようになる．65歳以上は4,354件（57.7％）で，64歳以下は3,191件（42.3％）であった．高齢者が多いイメージであるが，意外に若年者でも起こりうる現象といえる．男性は68.8％，女性は31.2％で，男女比は2.2：1であった．女性では，年上の夫が先に亡くなり一人暮らしをはじめる場合が多く，80歳以上でぐっと数を増すのが特徴になる．

　孤立死の調査においては，死亡後どの程度の時間がたって，誰によって発見されたかが，重要な項目となる．山形でのデータでは，69.7％は死亡後2日以内に発見され，19.8％が3日以上，10.5％が1週間以上たって発見されていた．初期において，孤独死は，65歳以上の高齢者が自宅にて死亡後2日以上経過して発見された場合と範囲を限定されていたが，年齢を問わず一人暮らしの者が死亡後3日以上たって発見された場合を孤立死とするのが適当と，われわれは考えている．

　65歳以上の一人暮らしの者が自宅で死亡した時の発見者に関しては，2021（令和3）年度の東京都監察医務院データでは，家人

（家族）が29.4％，保健・福祉関係者19.6％，管理人15.8％，隣人15.1％，知人12.6％，配達人3.6％，通行人0.3％，その他3.6％となっている．本人の一人暮らしを一番心配しているのは家族であり，高齢者の場合には定期的に自宅を訪れるのはヘルパー等の介護・福祉関係者なので，頷ける結果といえる．死因の種類としては，病死および自然死が62.9％，自殺が9.8％，不慮の外因死と不詳の死が27.3％と報告されている．救急要請するまもなく突然死したと想定されるので，死因として心血管系の疾患が多くなる．

　孤立死は高齢者の自宅内死亡発見が多いことから，これを減らすさまざまな試みが行われており，特に行政による見守り活動の効果で，1週間以上経過して異臭騒ぎで発見されるようなケースは減少している．しかし，被介護年齢以下の中高年者の孤立死は，逆に気づかれにくい場合も多い印象である．

　一人暮らしはやむをえないことであり，かつ人の死は不可避だから，孤立死自体をなくすことは無理である．しかし，時間がたって発見された場合などは地域や社会から忘れられた存在と映り悲劇的である．ゴミ屋敷状態の室内も多いことから，葬儀社や専門の掃除業者が後始末をせざるをえないこともしばしばである．加えて，親族がいるにもかかわらず孤立死した高齢者を誰も引き取ろうとせず，希薄化した血縁関係が露わになり，火葬・埋葬まで行政が担うことも日常茶飯事になっている．

　時間が経過して発見された場合に，身元確認から始めなければならず，死因究明のための十分な検査を行えないなか，判断に困るケースが増えてくる．家族や地域が気を配り，孤立死の発生を未然に防ぎ，発生後でも早期に発見できるような体制作りが求められる．

## 死体遺棄

　死亡後発見までに時間がかかるケースは，孤立した独居者だけではない．家族が同居していたとしても，救急要請すらされずに死亡後に放置されるケースもある．

亡くなった遺体をどう対処しなければならないかについては，「戸籍法」第 86 条，第 87 条に基づき，死亡の事実を知った日から 7 日以内に死亡者の死亡地・本籍地又は届出人の所在地の市区役所又は町村役場に届け出る必要がある．その後の埋葬については，「墓地，埋葬等に関する法律」（昭和 23 年法律第 48 号）に規定されており，第 3 条では死亡後 24 時間以内の埋葬，火葬を禁止しており，これは第 1 章で述べたように，仮死状態からの復活がありうるように死亡診断の不確実性に配慮した項目とされている．第 4 条では，「埋葬又は焼骨の埋蔵は，墓地以外の区域に，これを行つてはならない．2 火葬は，火葬場以外の施設でこれを行つてはならない．」と規定しおり，実質的に墓地以外の場所での埋葬を禁止している．焼骨を自宅室内に保管することは認められているが，亡くなっていると認識しているにもかかわらず，遺体が腐敗変性することに任せて自宅等の墓地以外の場所に放置することは許されない．遺体はすべからく早急に埋葬されなければならないが，それを怠ると**死体遺棄**とよばれる刑罰に該当してくる．刑法第 190 条（死体損壊等）では，「死体，遺骨，遺髪又は棺に納めてある物を損壊し，遺棄し，又は領得した者は，三年以下の懲役に処する．」と規定している．

　死亡後どの程度の期間遺体を放置すると死体遺棄に問われる可能性があるのか法律には規定はないが，戸籍法では発見後 7 日以内の届け出を求めており，それを超えるぐらいと思われる．

　この死体遺棄で近年問題となってきたのが，引きこもり状態の中高年者が同居する高齢の親の死亡を放置したケースであり，これまで繰り返し報道されてきた．一例をあげると，90 歳男性，50 代の長女と二人暮らし，妻とは 30 年以上前に離婚し，長女はうつ病の診断を受けた後 20 年以上引きこもり状態であった．年の瀬が迫り次男が自宅に電話をかけるが応答なく，不審に思い実家を訪れると，居間に倒れ死亡している父親を発見した．同居していた長女によれば，父親は夏に自転車で転倒し，その後歩くことが不自由となり，10 月末頃に動かなくなり亡くなっていると認識したが，どうす

ればよいのかわからず放置したと証言した.

引きこもりが長期化すれば親も高齢となり,収入や介護に関して問題が発生するようになる.これは典型的には80代の親と50代の子の親子関係での問題であることから「8050問題」とよばれるようになった.内閣府は2019年3月時点で中高年の引きこもりは61万3千人程度存在し,その内の70%以上は男性であると調査結果を発表している[14].外部への相談も難しく,親子で社会から孤立した状態に陥っているケースが多い.法医解剖で見ていると,老々介護のなか,一方の認知症が進行し,介護者の死亡を認知症の配偶者が認識できずに遺体が放置されているケースも増えている.

死体遺棄は最大3年の懲役と,かなり重い罪になる.死体遺棄事件として警察が捜査する事案はけっこう多いのが実態で,殺人のような重大事件の端緒となる場合もある.しかし,死体遺棄罪のみで裁判にまで発展する例は多くなく,たとえば年金を目当てに親の死亡を隠し,ミイラ化するまで半年以上放置したといったような悪質な場合に適用されているようだ.

## 交通死亡事故と賠償

交通事故による死亡者数は,交通戦争とよばれた1970年の16,765人をピークに減少を続けており,2021年度における警察庁が公表した24時間内死亡は2,636人となっている.道路環境の整備,安全運転教育の徹底,車の性能向上,救急体制の整備等,さまざまな要因が重なっての成果とされている.しかし,交通事故そのものは2022年度で約30万件発生しており,後遺障害についての被害者加害者間の紛争は絶えない.交通死亡事故に関わる問題点はいくつもある.たとえば,運転中の病死については,突然死の項で取り上げた.他にも,高齢者のブレーキ踏み間違いや走行路の逆走といった運転操作ミスによる重大事故等のさまざまな現象がある.今回は,事故と死亡との因果関係について述べてみる.

交通死亡事故が発生した時に,事故から死亡までの時間経過とし

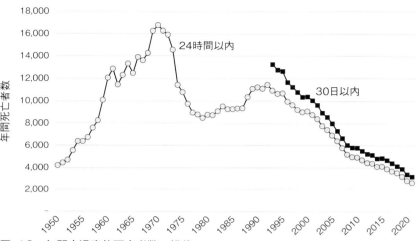

**図 12　年間交通事故死亡者数の推移**
(灰色：24時間以内，黒：30日以内)

て，古典的な trimodal 理論とよばれる 3 段階のピークが複合した分布が提唱されている．第一のピークは，受傷直後ないし 1 時間以内の死亡，第二が 1 日以内程度の死亡で，これら早期のものは全体の 8 割程度を占め，大半は頭部外傷と血管損傷が直接死因となる．一方で，受傷後 1 日ないし 1 週間以上の経過の後に死亡する第三のピークは，**遅延性死亡**（delayed death ないし late death）とよばれ，多臓器不全や敗血症を直接死因とする場合が多くなる．警察庁の交通事故死亡者統計では，事故発生後 24 時間以内の死亡者数に加え，30 日以内の死亡者数もあわせて発表されており，この差の部分が遅延性死亡に相当し，遅延性死亡は 24 時間以内の 2 割程度の数となっている（**図 12**）．

　生存期間が短い事例においては，事故に起因した外傷により死亡したことは明白な場合が大半だが，遅延性死亡の場合は，当初死亡するとは予見されず，合併症や続発症が直接的な死因とされ，外傷が間接的に死亡に関与したにすぎない場合も含まれる．この問題を事故と死亡との因果関係とよんでいる．傷病のきっかけとなったのは交通事故であることは確かなのだが，事故と死亡との因果関係を

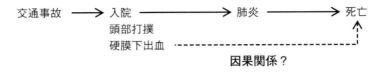

**図 13　事故と死因との因果関係**

100％認めてしまうと，法の執行や保険制度の運用上，判断に困るケースがでてくる．

　事故が間接的に死亡に関連する事例をあげてみると，高齢者が歩行中に前から進行してきた原動機付き二輪車と衝突して路面に転倒し，頭部を打撲，頭蓋骨骨折，硬膜下血腫等の頭部外傷を負ったとする．救急搬送から手術を受けて頭部外傷は治癒に向かっていたところ肺炎を合併し，それが重症化して3カ月後に死亡したような場合である．最終的に直接的な死因となったのは肺炎という病的なものだが，入院のきっかけとなったのは交通事故という外因であり，外因と病的なものとは共存しうる．医師が，頭部外傷は治癒しており，肺炎に伴う病死と判断すれば二輪車の運転手は死亡までの責任を負う必要はないが，外因死とされるならば事故そのものは軽微なものだったとしても，死亡までの責任を負わなければならなくなる（図 13）．

　このような遅延性死亡には，どのような症例が含まれるのかまとめたことがある[15]．われわれの部署で抽出した遅延性死亡22例については，死因で分類してみると，肺炎・敗血症（10例），肺動脈血栓塞栓症（4例），脂肪塞栓症候群（6例），出血性胃潰瘍と脳血管閉塞などその他（2例）に分けられた．図 14 は，感染症群，肺動脈血栓群，脂肪塞栓症候群の受傷後の生存期間と外傷の重症度

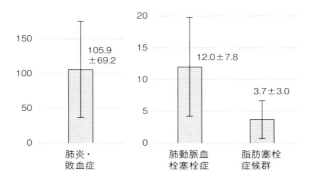

(A) 事故から死亡までの日数

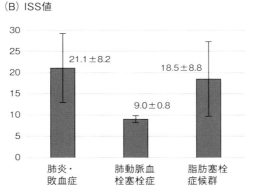

(B) ISS値

**図 14 遅延性死亡例における受傷から死亡までの期間とISS値**

の数的指標である ISS（injury severity score）値を示している．

ISS とは，交通事故外傷の重症度をデータベース化して活用する目的で，米国で開発された評価法である[16]．身体を頭頸部，顔面，胸部，腹部および骨盤内臓器，四肢および骨盤，体表の 6 つの部位に分け，それぞれに発生した損傷に 1～5 点（6 点は即死レベル）の解剖学的重症度を点数として割り当てる．それを AIS（abbreviated injury score）とよんでいる．たとえば，頭頸部に発生した頭蓋骨骨折は 2 点，硬膜下血種は 4 点で，AIS の数値が大きいほどに重症である．次に，各部位で最大の AIS 値から値の大きいものを 3 つ選

び出し，それぞれを二乗して足したものがISS値となる．すなわち，ISSの最大値は75となる．そして一般にISS値が15を超えると重症，25〜34で死亡率は30％を超えると評価される．

　入院経過のなかで肺炎といった感染症を合併して死亡した遅延性死亡例の平均年齢（±標準偏差）は58.8±23.0歳（17〜85歳）と若年者例もあるが比較的高齢者に多く，受傷後の平均生存時間は105.9±69.2日（14〜210日）と3カ月を超えて長期にわたっている．ISS値は平均21.1±8.2となり，かなり重症な事例が多く含まれていると判断できる．頭部外傷は8例，胸部損傷は2例で，8例では脳神経外科から他科へ転科，または他の病院へ転院しており，2症例では多剤耐性菌であるメチシリン耐性黄色ブドウ球菌（methicillin-resistant Staphylococcus aureus：MRSA）が検出されており，医原性の要素もあると思われた．全般的にみて，硬膜下血腫などの事故発生時の原病は，治癒に向かっているなかで就下性肺炎等の感染症を入院経過中に合併した症例群である．

　肺動脈血栓塞栓症は，下肢静脈に形成された血栓が遊離して血流で運ばれ，肺動脈を閉塞して発症する疾患で，エコノミークラス症候群ともよばれる．入院中の臥床に伴う下肢深部静脈血栓の形成が原因であった1例と，オートバイの転倒事故で下肢に損傷を負い，血管損傷や血管炎に起因する外因性の静脈血栓形成が3例であった．しかし，病院入院中に肺動脈血栓塞栓症と診断できていたものはなく，病死疑いないし死因不明ということで解剖に回っていた．平均生存期間は12.0±7.8日（6〜23日），ISS値は9.0±0.8と低く，いずれも外傷の程度は重大とはいえないものであった．

　脂肪塞栓症候群は，外傷部で遊離した脂肪が破綻した血管に吸い上げられ，血流に乗って肺毛細血管を閉塞する病態で，剖検では広範な肺毛細血管内の脂肪滴の存在から判断される．脂肪塞栓症候群の合併による死亡は6例で，臨床で急性呼吸窮迫症候群（acute respiratory distress syndrome：ARDS）とされているケースが1例あったが，残りは十分な診断ができておらず，死因究明の目的で

解剖が行われていた．平均生存期間は 3.7±3.0 日（34 時間～9 日）と遅延性のなかでも早期の合併症で，平均 ISS 値は 18.5±8.8 となり，やはり当初の外傷の程度は大きいものとはいえない事例も含まれていた．脂肪塞栓症候群は骨折に合併することが知られており，肋骨骨折，脊椎骨折，骨盤骨折，大腿骨骨折があった．

　これらの遅延性死亡例においては，外傷の程度を示す ISS 値が低値のケースも多く，それらの事故では当初致死的とは想定されていなかったに違いない．すなわち，事故の程度そのものは大きくない中で，被害者が死亡してしまったということになる．そうすると，刑事司法に限らず，保険金や民事賠償上の観点からも大きな問題となりうる．刑事裁判の場合には，白か黒しかないので，遅延性の死亡でも死亡に至らしめたことは確かで，事故と死亡との因果関係が認められる以上，致死罪としての責任を問われることはやむをえないかもしれない．

　一方で，灰色も許容される民事裁判では，事故という外因と病気という内因を割合的に考えて賠償を判断する寄与度という考え方が取り入れられている．死亡や身体的・精神的傷害に対して，既往歴や合併症の関与の程度によって，段階的評価が行われる．**表 2** は，段階的評価法のひとつである**若杉方式の割合認定**である[17)]．これは素因減額という考え方に相当し，事故の発生前から本人が身体，あるいは精神的に有していた既往症によって事故の損害が拡大した場合，その既往症が関与した部分については損害額から差し引くという解決法である．

　自動車の強制保険である自動車損害賠償責任保険（自賠責）では，年間 500 件程度の認定困難事案や異議申立事案を特定事案として自賠責保険審査会が協議しており，事故と死亡との因果関係について，外因と内因の割合を 100%-0%，50%-50%，0%-100%の 3段階で判定したうえで，支払いが行われている．たとえば，高齢の歩行者が乗用車と衝突して頭部外傷を負い，手術後 3 カ月の入院経過の後に肺炎で死亡した場合など，外因 50%内因 50%の割合で満

**表 2　事故と死亡との因果関係における割合認定の基準表（若杉方式）**

（A）通常パターン

|   | 外因 | 内因 |   |
|---|------|------|---|
| A | 100% | 0% | すべて外因の直接作用による．既往歴をまったく無視できる |
| B | 75% | 25% | 主に外因だが，既往歴等を除外できない |
| C | 50% | 50% | 当該外因と既往歴が半々 |
| D | 25% | 75% | 主に既往歴によるが外因の関与を除外できない |
| E | 0% | 100% | 外因をまったく考慮する必要はない |

（B）特殊パターン

|   |   |
|---|---|
| F | 既存の損傷・続発症・合併症により外因が発生し，死亡 |
| G | 既存の損傷・続発症・合併症により死亡した後，事故が発生 |

額の支払金の半額が算定される仕組みになっている．一方で，任意保険や民事裁判における審査では，若杉方式等を参考にしつつ，適宜割合を判断しているのが実態である．ただし，割合の根拠は明確でなく，あくまで便宜的なものにとどまらざるをえないことは仕方ないことである．

　交通事故に関しては，発生件数が多く，紛争はかなり定型化されており，裁判外紛争解決手続き（alternative, dispute and resolution：ADR）のよい適応になっている．このように法医学は，刑事司法にとどまらず，民事裁判を含めた賠償問題にも積極的に取り組んでいる．

## 自殺

　自殺は人類の歴史においてかならず現れる行為で，ヒトという生物にとって，なかなか克服できない悪癖といわれる．時代や宗教によって，とらえ方には違いがあり，古代ギリシャでは理にかなった選択として容認されていた．主君の死を追って臣下が死ぬことは殉死とよばれる．ヒンドゥー教におけるサティーは夫が死亡すると妻が後追い自殺する風習で，法律で禁止された現在もまれに行われている．仏教では苦行の末の死は聖人と崇められる．わが国では，江

戸時代には切腹という自殺の形態があり，自らの責任をとる方法として正当化されていた．一方で，中世のキリスト教圏では自殺は神や国家への冒瀆とされ，家族から財産を取り上げたり罰を与えたりし，自殺を強く戒めた歴史がある．わが国は歴史において自殺を比較的許容してきた社会だが，現代に生きるわれわれにとって，自殺は決して肯定的に受け入れられることはない．しかし罰せられるわけではなく，個人が選択したやむをえない行為ととらえられる傾向にある．

　1998 年，中高年男性を中心に自殺がいきなり 1 万人以上急増し，年間 3 万人を超えて社会にショックを与えた．その深刻さから2006 年に**自殺対策基本法**が制定され，2007 年に**自殺総合対策大綱**がまとめられた．ここ数年，徐々に数は減少し，2021 年度の年間自殺者数は 20,282 人と，以前の 2 万人前後に戻っている状況である．自殺率は人口 10 万人当たり年間 16 人程度で，男女比は 2：1程度である．かつてあった青年層や高齢者の自殺率のピークはなくなり，年代別で大きな相違はなくなっている．

　一方で，**自殺の低年齢化**が進行し，昔には考えられなかった小学生や中学生の自殺も珍しくなく，2022 年度には学童の自殺者数は過去最高を記録したと報道された（**図 15**）．15〜39 歳までの若い世代でも死因の 1 位は自殺となっており，諸外国ではみられない深刻な状況ととらえるべきである[18]．いじめが原因と論じられる時が多いが，報道や情報が個人の感情に影響を及ぼす連鎖性も指摘されている．

　自殺の定義は意外と難しく，シュナイドマン（Edwin Shneidman）は「今日の西欧社会において，自殺は，自ら手を下した意識的行為によってもたらされた死とされる．その行為は，死ぬことが最良の解決法と認識された出来事に直面し，窮地を脱することを願った人物の多くの次元を持った苦痛によってもたらされる，と考えると最も理解しやすい．」と表し，苦境の末に選択される行為とした[19]．

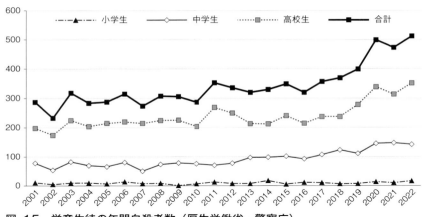

図 15　学童生徒の年間自殺者数（厚生労働省・警察庁）

　精神科医の大原健士郎は「自ら生命を断つ行為で，顕在的であれ，潜在的であれ，死ぬ意図が認められたもの」と定義している[20]．自殺という行為は，自殺傾向とよばれる準備状態にある人に，直接動機が働いて起こるもので，別な表現で言えば，潜在的な願望に顕在的な意図が加わって起こる現象である．これは正しいとして，死因の種類を判断する際に，潜在的意図まで考慮しなければならないとなると，潜在的意図など他人には確認しようがなく，どこまでを自殺とよんでいいのか判然としない．たとえば，厭世的な気分のもとアルコール依存症に陥り，肝硬変から死亡した場合を，大原は慢性自殺とよぶ．しかし，このようなケースまでを自殺としてしまうと，たとえば生命保険の支払いの際に免責期間ならば，家族は保険金を受け取れない不利益を受ける可能性があり，社会は混乱する．
　法医学者の錫谷徹は，「自分の行為の結果が死であることを認識していること，死ぬ意図があること，死ぬことが目的の行為であること」の 3 条件が揃った時に自殺と判断するとした[21]．この 3 項目を具体的な行為として確認することは難しい場合もあるが，明確な意志を確認できたもののみを自殺とするのが現実的である．この意志を確認できる典型的なものが遺書であり，手段であり，生前の発

言や行動になる.

　自殺の背景としては，社会的・心理的・遺伝的要因が複合的に作用するといわれる．発生頻度には地域差があり，2020年度のOECDデータでは，人口10万人当たりの自殺率はアメリカが14.1，ドイツは9.7，イギリスは8.4，スペイン7.6と，宗教的なバックグラウンドが影響しており，特にカトリック教国では低い傾向がある[22].　国内では，東北地方，新潟，山梨，南九州地方で自殺率は高い傾向にあり，特に秋田県は高率で有名である．一方で，大都市圏では全般に低い傾向にあるが，子供の自殺はごくまれなので，高齢化の進んだ地方ほど高率となるのはやむをえない．秋田県は，高齢者の高い自殺率が影響しているといわれ，県をあげて対策に取り組んでいる.

　他の社会的な要因として，経済状態があげられる．ただ，経済的にどん底であった戦時中に自殺が増加したかというと，むしろ減少しており，経済的に貧しい後進国で自殺率が高いかというと，そのようなこともない．季節や曜日が自殺の発生に影響を与えることが知られており，春に増加する傾向があることや，男性では休み明けの月曜日に高まる．この現象は，気分や雰囲気までもが自殺の発生に影響していることを示唆している．また，独居者は同居者がいる場合よりも，頻度は高くなる.

　心理的要因としては，うつ状態やうつ病との関連性があげられる．人間の心理状態は波のような起伏があり，何日といった幅の波もあれば，何年といった長い周期の波もある．うつ状態は正常な人にもかならずあるものだが，他の人からみると明らかに異常な場合がある．そして，一般に自殺を実行しやすいとされるのは，うつ状態のどん底からの回復期にいらいらが重なって実行する傾向があるとされる.

　自殺の特徴のひとつは，その手段にある．最も多いのは首吊り（hanging）で，法医学では，首をつることを縊頸（いけい，いっけい），縊頸で死亡した場合を縊死（いし，いっし）とよんでいる．あ

第5章　死因究明の実践

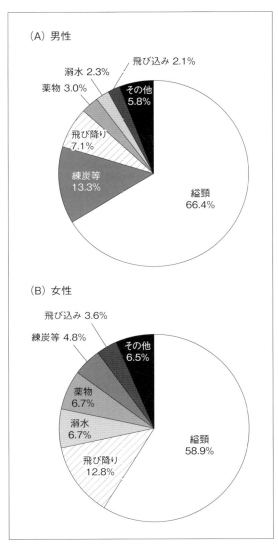

図 16 男女別自殺の手段（2015年）

とは，練炭等による一酸化炭素中毒，高所からの飛び降り，入水，刃物による刺創，列車等への飛び込み，薬物服用，焼身，農薬，感電，銃器，爆発，有毒ガス吸引などである．男女別の手段は**図 16**に示すとおりで，男女ともに 2/3 は縊頸だが，男性では練炭等によ

る一酸化炭素中毒が，女性では高所からの飛び降りや入水が多い傾向にある．薬物服用や都市ガス吸引が手段として多かった時代もあったが，無毒化が進められ減少した．ある特定の手段が流行すると対策がなされ，その手段が利用できなくなると，別の手段が広がるといったモグラたたきのような現象が起きる．銃の購入が可能な国では，銃器が最大の手段になっている．

　遺書が残されているのは3割程度とされるが，メモに走り書きされた程度の短いものが多く，発作性を示していると考えられる．思い立ったらすぐに実行してしまうというのが実態のようで，便箋やノートにぎっしり書きつめたものは意外と少なく，学童の自殺でこのような遺書を見ることがあるが，成人とは少し異なる背景があることを感じさせる．遺書以外で意志を確認できるものとしては，リストカット痕や過去の未遂行為，死にたいなどと周囲に漏らしていた等の言動がある．

　自殺が疑われた事例はかならず異状死に該当し，警察捜査の対象となる．したがって，検案を担当するのは法医学関係者か警察協力医となり，死体検案書を発行する際に自殺と判断する任にあたる．しかし，実際には死因の種類を自殺としたものかどうかの判断に迷う時もある．たとえば，海上を漂流する遺体が発見された場合に，身元が確認され，環境捜査のなかで動機や自殺をほのめかす言動があったとしても，いつ，どこから入水したのかも不明確ななか，偶発的な水中への転落事故の可能性も考慮せざるをえない．曖昧な根拠のまま自殺としてしまうと，保険金請求等で遺族に不利益が生じかねないことから，医師には自殺としないほうが無難といった心理が働きがちになる．このような理由から，死体検案書の死因の種類の欄で，「11 その他及び不詳の外因死」が選択されるケースもあり，第3章で述べたように，自殺の実数は公表されるものの2割増し程度が実態と考えている．

　自殺は社会にとって人的喪失であり，家族の悲しみの深さは言うまでもない．本人にとっては精神的な苦しみでも，時が経てば，心

の傷が残ったとしても，それが人生をだめにしてしまうことは決してない．起きてしまったことに仕方がないのだが，家族に接する機会のある法医学関係者として，グリーフケアを含めて何かできることはないかと常々考えている．

## 身元不明

　法医解剖においては，遺体の身元が誰のものなのかわからない場合がしばしばある．たとえば，水中に浮遊する遺体が発見された場合を考えてみる．第3章「死亡診断」「難しい死因の種類の判断」でも説明したとおり，水中発見死体が偶発的な事故死なのか，自殺あるいは他殺なのか死因の種類を判断することは容易ではない．海または河川の流れに漂うため，往々にして死亡した場所から遠く離れた地点で発見される．また，漂流するなかで波に揺られるうちに，持ち物は流され，着衣は脱げてしまう場合も多く，名前がわかる身分証を身に着けていない場合が大半となる．

　このような身元不明の遺体の場合に，すぐに身元が判明するような情報に行き着くことは難しい．性別，年齢，身長，体重，手術の痕跡等の身体特徴，死亡後の経過時間等からおおまかな人物像をまず想定していく．そして，行方不明や失踪といった情報と照らし合わせて可能性のある人物を絞り込んでいく．

　次に，目星がついた段階で，確実な判断を行うために遺体と想定される人物との間で身体特徴が一致することを確認する作業を行う．これを**異同識別**（マッチング）とよんでいる．識別法にはいくつもあるが，**歯牙の治療痕，指紋，DNA 型判定**が決め手とされる．警察はこれらのうちすくなくともひとつの一致をもって個人を特定したとしており，この一連の流れを個人識別とよぶ．

　歯牙の治療痕については，警察から照会があれば，都道府県の歯科医師会を通じて歯科医院のデータを提供する体制が整備されており，歯科医師が個人識別を証明する書類を作成している．指紋を利用する場合には大きく2つの方法があり，ひとつは在宅指紋とよば

れる疑われる人物の自宅などにある生前手にした物体から採取した指紋と照合する．もうひとつは警察にデータベースとして登録されている指紋との照合だが，これは検挙時に採取されたものであり，大半の人々は犯罪歴などなく指紋がヒットすることはない．

## DNA 型判定

これらの 3 つの識別法のうち，**DNA 型判定**が最も精度の高い方法として現在頻用されているので，説明を加えていきたい．DNA 検査のメリットのひとつは，歯牙の治療痕と指紋については，対照となる本人のデータなしでは検査が成り立たないのに対して，DNA 検査では本人の遺物がなかったとしても，親族から検体の提供を受けて血縁関係を証明できれば，間接的ではあるが，その人物を特定できる点である．

ゲノム内の DNA 配列のうち，個人で相違のある部位を調べるのが DNA 検査の原理である．その配列の相違に関しては，ある集団内で出現頻度を問わない変異と多型（polymorphism）とよばれる集団内で 1% 以上といった一定の頻度を有する変異に分けられる．DNA 検査を実施して法的結論を導き出す行為を DNA 鑑定とよび，実際の DNA 鑑定では相違の中でもありふれた多型を利用する．その最大のメリットは，集団内で相違の出現頻度がわかっていることから統計学的評価を展開できる点にある．

また，犯罪捜査では毛髪 1 本といった微量の資料から捜査をしなければならないことから，**PCR 法**とよばれる増幅効率の高い操作を利用する．ただし，PCR 法には数千ベースの短い DNA 断片しか取りだすことができない限界がある．そのような短い DNA 配列から検出できる局所的な相違としては，1 塩基置換，配列単位の反復回数（short tandem repeat：STR）と挿入・欠失の 3 種類がある．これら 3 種類の相違には，それぞれ特性があるが，個人識別には STR を優先して利用している．分離能や安定性の理由から 4 塩基単位の STR が広く利用されており，対立遺伝子（アリル）は繰り返し

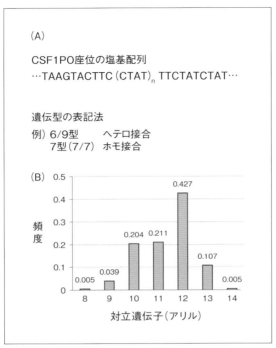

図 17　CSF1PO座位の4塩基（CTAT）繰り返しのDNA塩基配列（A）と日本人集団におけるアリル頻度分布（B）

回数で表現される．たとえば，CSF1POのアリル分布は8〜14回繰り返しで，アリル頻度は一般に正規分布をとる（**図17**）．

　米国連邦捜査局（Federal Bureau of Investigation：FBI）は，D8S1179，D21S11，D7S820，CSF1PO，D3S1358，TH01，D13S317，D16S539，vWA，TPOX，D18S51，D5S818，FGAの13 STR座位を犯罪捜査の目的で検査すべき座位と定め，これをcombined DNA index systemの頭文字を取ってCODISと名づけた．このCODISは現在20 STR座位に拡大されており，指紋と同じようにデータベースとして蓄積され，犯罪捜査や個人識別のために広く利用されている．

　2つの検体における型判定結果の一致，不一致を確認して異同識

表 3 異同識別（マッチング）の1例

| 遺伝子座 | 現場資料 | 被疑者 | 集団内出現頻度 |
|---|---|---|---|
| D8S1179 | 12/14 | 12/14 | 0.047 |
| D21S11 | 30 | 30 | 0.126 |
| D7S820 | 10/11 | 10/11 | 0.151 |
| CSF1PO | 10/12 | 10/12 | 0.174 |
| D3S1358 | 15/16 | 15/16 | 0.242 |
| TH01 | 6/9 | 6/9 | 0.181 |
| D13S317 | 9/12 | 9/12 | 0.047 |
| D16S539 | 9/11 | 9/11 | 0.112 |
| D2S1338 | 22/23 | 22/23 | 0.022 |
| D19S433 | 13/14.2 | 13/14.2 | 0.063 |
| vWA | 17 | 17 | 0.069 |
| TPOX | 8/11 | 8/11 | 0.347 |
| D18S51 | 14/17 | 14/17 | 0.030 |
| D5S818 | 10/12 | 10/12 | 0.116 |
| FGA | 22/24 | 22/24 | 0.062 |
| | | 総合出現頻度 | $2.6×10^{-16}$ |

別を行うのが，個人を特定する時の基本である．2つの検体を調べた時に，STRの遺伝型が一致する確率は各遺伝型の集団内における出現頻度であり，検査した座位がそれぞれ独立して遺伝していれば，それらを掛け合わせればよく，一般に$10^{16}$分の1以下，すなわち同じ遺伝型を持つ人は1京人以上に1人となり，人類の総数よりも大きくなる（**表3**）．この数値には強い説得力があるが，偶然に同じ型を持った他人の存在は否定できず，あくまで対象が完全な非血縁者間であると仮定した時の理論値であることに注意が必要である[23]．細胞数個に含まれるナノグラム単位のDNA量があれば解析は可能で，頭髪の毛根部，タバコの吸い殻でも十分に調べられる．

　DNA検査の応用はいくつもあるが，そのひとつが2人以上のDNAが混ざり合った場合で混合資料とよんでいる．強姦事件における腟内容のように男女のDNAが混在している事例では，一度混ざり合った混合物を後で分離することは難しく，常染色体やX染色体は男女を問わず存在しているので，得られた多型が2人のどちらに由来するのか判断は容易ではない．ところが，Y染色体は男性の

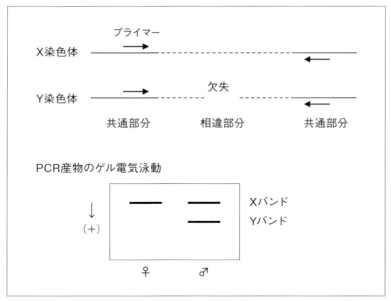

**図 18　PCR法を利用した男女識別の原理**

みに存在するので，この混合資料からY染色体の多型を解析すれば，男性由来の型のみを検出できる利点がある．このような工夫からDNA検査を利用した個人識別の精度は極めて高いものとなっている．

　DNA検査を利用すれば，資料の由来が男性なのか女性なのか性別も判定できる．Y染色体にはX染色体と相同な領域が部分的に存在し，この共通した部分を利用して中間部に欠失・挿入を含むとPCR産物のサイズに相違ができる（**図18**）．日本の研究者が開発したこの方法は，XY染色体が一度に検出できる利点があり，標準的な検出法となっている．

　DNA検査における血縁関係の推定は，統計学的な評価法を用いている．たとえば，ある二者の遺伝型がx/yとx/zと判定された結果（E）があった時，xアリルが共通しているため，親子ゆえに共有されている場合と偶然の一致である場合の2通りを想定できる．検

表 4 尤度比（LR）を用いた親子鑑定の1例

| 遺伝子座 | 子供 | 擬父 | 尤度比（LR） |
|---|---|---|---|
| D8S1179 | 10/<u>14</u> | <u>14</u> | 2.44 |
| D21S11 | 30/<u>31.2</u> | 29/<u>31.2</u> | 3.52 |
| D7S820 | <u>11</u> | <u>11</u>/12 | 1.52 |
| CSF1PO | 10/<u>12</u> | 9/<u>12</u> | 0.6 |
| D3S1358 | <u>17</u>/18 | 14/<u>17</u> | 1.25 |
| TH01 | <u>7</u>/10 | <u>7</u>/9.3 | 0.94 |
| D13S317 | 8/<u>9</u> | <u>9</u>/11 | 1.94 |
| D16S539 | <u>10</u> | <u>10</u>/12 | 2.54 |
| D2S1338 | 18/<u>19</u> | <u>19</u> | 2.39 |
| D19S433 | <u>13</u>/15 | <u>13</u>/14.2 | 0.87 |
| vWA | <u>15</u>/16 | <u>15</u>/18 | 9.36 |
| TPOX | 8/<u>11</u> | <u>11</u> | 1.38 |
| D18S51 | 13/<u>15</u> | <u>15</u> | 2.97 |
| D5S818 | <u>10</u>/13 | <u>10</u>/11 | 1.25 |
| FGA | <u>23</u>/24 | 20/<u>23</u> | 1.22 |
| | | 総合尤度比 | $5.52 \times 10^3$ |

下線は二者間で共有されているアリルを示す.

査結果（E）からある仮説を立てて，それが起こる確率を尤度とよんでおり，この場合，仮説 $H_1$：「二人は親子である」と仮説 $H_0$：「二人は非血縁関係にある（共有は偶然の一致である）」のように対立する２つの仮説を立てられる．そして，その比をとったものが**尤度比**（likelihood ratio：LR）とよばれ，どちらがもっともらしいか判断の根拠となる．LR は次の式で表される.

$$LR = P\,(E|H_1)/P\,(E|H_0)$$

　LR 値が１を超えると，分子側の仮説が，よりもっともらしいと評価できる．調べる複数の STR 座位が異なる染色体上に存在するか，同じ染色体上でも離れて存在している場合には，交差現象から互いに連鎖なく独立して遺伝することから，各座位における LR 値を掛け合わせることができる．これを総合尤度比とよび，1,000 を超えてくると仮説 $H_1$：「2 人は親子である」が有意にもっともらしいと評価している（**表4**）.

　一方で，親子関係を否定する場合には，非血縁者でも偶然アリルを共有することはありうるので，突然変異の可能性も考慮して，二

者間で共有アリルがない座位を2つ以上確認して否定している。このように DNA 検査から血縁関係を判断する方法は，もともと民法上の認知請求（787条），嫡出否認請求（774～777条），父を定める訴え（773条）の目的に利用されてきたもので，親子鑑定とか父子鑑定とよんでいる。

蛇足になるが，これまで法律上の親子関係は真の遺伝学的な血縁関係ではかならずしもなかった。あくまで婚姻関係が優先され，離婚後300日以内に生まれた子は，元夫間に生物学的な親子関係がなくとも戸籍上元夫の子とされた。これが民法772条にある有名な嫡出推定である。2014年7月の最高裁判決では「DNA 鑑定で血縁関係が否定されたとしても嫡出推定は覆らない」とし，科学的証拠をもってしても法律の壁が破られることはなかった。しかし，無戸籍の子どもの存在が社会問題となり，2022年12月に民法が改正され，婚姻の解消等の日から300日以内に子が生まれた場合であっても再婚後の夫の子と推定し，女性の再婚禁止期間を廃止，夫のみに認められていた嫡出否認権を子および母にも認めることによりこの問題の解決を試みた。この改正は2024年4月から施行されている。

このように，現在最も確実に身元を判定できる DNA 検査を実施する施設としては，刑事事件の場合には各都道府県警の科学警察研究所が担当するが，民事裁判の場合には民間検査施設や大学の法医学教室で実施されている。結果は法廷で証拠として利用されることが多く，DNA 鑑定の需要は増えている。

## 大規模災害と検案活動

法医学関係者が大規模災害で死因判断や身元確認のために，警察から招聘され現場まで赴き，**検案活動**に従事するようになった始まりは，1985年8月12日に起きた日航機墜落事故になる。麓の上野村に陣取り，運ばれる損壊の激しい遺体の個人識別に苦戦する姿はドラマにも描かれた。その後も大規模な航空機事故や震災の度に現地での活動があった。筆者自身にも阪神淡路大震災と東日本大震災

表 5　関東大震災以降の主な地震における死亡者数（理科年表参考）

| 年月日 | 地震 | 死亡者数 |
|---|---|---|
| 1923.9.1 | 関東大震災 | 142,000 |
| 1925.5.23 | 北但馬地震 | 428 |
| 1927.3.7 | 北丹後地震 | 2,925 |
| 1933.3.3 | 三陸地震（津波） | 3,064 |
| 1943.9.10 | 鳥取地震 | 1,083 |
| 1944.12.7 | 東南海地震 | 1,223 |
| 1945.1.13 | 三河地震 | 2,306 |
| 1946.12.21 | 南海地震 | 1,330 |
| 1948.6.28 | 福井地震 | 3,769 |
| 1983.5.26 | 日本海中部地震 | 104 |
| 1993.7.12 | 北海道南西沖地震 | 230 |
| 1995.1.17 | 阪神淡路大震災 | 5,502 |
| 2011.3.11 | 東日本大震災 | 15,790（岩手：4,659，宮城：9,462，福島：1,603） |
| | ※行方不明者数 | 4,056（岩手：1,666，宮城：2,145，福島：241） |

での検案活動に協力する機会があったので，どのような活動を行ったのか記載しておきたい．

　表5は，関東大震災以降に起きた主な地震における死亡者数である．関東大震災では10万人余りの犠牲者，阪神淡路大震災では関連死も含めて6,000名余りの犠牲者がでており，非常事態の混乱のなか，死亡者の身元確認や死因判断等は大変な作業となる．阪神淡路大震災は，1995年1月17日未明に発生した大都市直下型地震で，家屋やビル，高速道路の崩壊が顕著であった．全国各地から派遣された専門家達が災害対応の中心を担うようになったのも，この阪神淡路大震災以降となる．

　遺体発見のピークは発生後5日目と6日目にあり，神戸市内だけでも1日に1,000件を超える検案数になり，地元の監察医や警察協力医自らが被災しているなか，対応能力の限界を超え，外部に応援が求められた．これを契機に，日本法医学会でも派遣要請に迅速に応える体制が整備された．

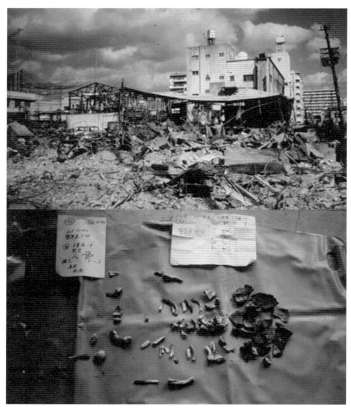

図 19 長田警察署裏の焼失地域（上）と焼損高度な人骨様骨片（下）

　外部からの協力要員として派遣された私は，発生後8日目以降神戸市内で検案活動を行った．初日に担当した長田署では，一歩道を入ると**図19**の写真のような一面焼け野原であった．警察署の裏に待機し，自衛隊の人達が現場に入って探し，持ち込んだものをシートの上に広げて調べる作業を行った．大半は猫や鳥と思われた小動物の骨やがらくただったが，時々人骨と思しき物があり，その場所を再度掘り起こしてもらうということを繰り返した．激しい焼損から断片化したものばかりで，人骨と断定できなくとも，疑わしい場合には死体検案書を発行した．死因は焼死の疑いとしたが，まだ

DNA検査など導入されていない時代なので，身元は不詳のままのはずである．

　次の日は兵庫署に配属となったが，警察署の建物は1階がつぶれ，倒壊の危険があったために近くの公園にテントを張り検視の場所を確保し，重機で壊された建物の中から発見された遺体が持ち込まれた．肋骨や腕，足の骨を粉砕状に骨折した遺体ばかりで，全体の犠牲者の死因としては，窒息（53.8％），圧死（12.4％），全身打撲（8.0％），頭部損傷（3.4％），胸部損傷（1.7％），腹部損傷（1.5％），外傷性ショック（2.3％）とされ，長田区のように火災が発生したことから焼死も12.1％を占め，不明・その他が4.8％であった．

　未明の発生で睡眠中の人が家具の下敷きになった圧死が83.1％を占めたなかで，**クラッシュシンドローム**（挫滅症候群）とよばれる傷病も知られるようになった．クラッシュシンドロームとは，震災や事故などにより重量物の下敷きになり，四肢の骨格筋が長時間にわたり強く圧迫された状態から，救出されて下敷き状態から解放されると急激に受傷部位の腫れと腎不全などの重篤な症状を呈する傷病である．脳や心臓といった生命維持に重要な臓器に損傷を負ってはおらず，四肢を強く圧迫されただけなのに致死的となりうるもので，この震災ではクラッシュシンドローム患者が372例あったと報告されている[24]．発見時には意識は清明で，血圧，脈拍，呼吸状態も正常であることが多く，さらに受傷部位の損傷も顕著であるとは限らない．筋肉組織の広範な壊死に伴いミオグロビンが血中に漏出，腎不全から尿量が減少し，尿が赤褐色を呈するミオグロビン尿が特徴的な所見となる．

## ┃ 東日本大震災

　2011年3月11日にあった東日本大震災では，地震の発生直後から多くの犠牲者が想定されたので，発生2日後には法医学関係者が現地に入り，7月6日まで1週間を1期として全19期にわたって，

岩手，宮城，福島の 3 県に分かれて派遣された．私は宮城県第 5 班として 4 月 6～11 日までの 6 日間，法医学医師 7 名と歯科医師 2 名の計 9 名のグループで，山形のホテルを宿として連日現地に入り，検案活動の任にあたった．

　安置所となった学校や公的な体育館に遺体が運び込まれると，体を洗い，台に載せ，まず全国から派遣された警察官たちが，県警単位で検視を行った．その後，法医学医師が検案を行い，死因と死亡時刻を推定し死体検案書を作成，最後に歯科医師が歯牙治療痕の所見をとって柩に移すという流れであった．棺には身体特徴を記載した用紙が貼られ，待っていた遺族達が対面し確認していた．一日中嗚咽の絶えない場となっていた．

　全身泥まみれで鼻や口まで泥がいっぱい詰まっているというのが共通した遺体の所見で，泥を含む海水を吸引した溺死を死因と判断した．また，頭蓋骨，肋骨，長幹骨に複数の骨折を外表から触知する例が多く，津波の中で激しく物体に打撲した様子がうかがえた．6 日間で担当した 53 例のうち 52 例は，死因を溺水の吸引として死体検案書を発行し，1 例は家屋が倒壊して下敷きになったと判断した．**図 20** は，担当した 53 例の年齢分布と性別である．被災者は高齢者に限らず，若年層から中高年層まで広く分布し，男女もほぼ同数であった．高校生が制服姿のまま泥だらけで運ばれてくるのを見ていると，体力もあるはずの若者でさえ犠牲にしてしまう津波の威力に慄いてしまった．

　この震災では，当初身元の誤判定があったとされ，身元確認が重要な課題となっていた．身元が確実に確認できた事例以外は，すべて身元不詳として扱うことが徹底されており，担当した事例でも，名前が記載された所持品があり，身体特徴も一致し，さらに親族が直接見て確認できた 17 例のみ身元判明とされたが，これらを除く 36 例は身元不詳と扱われた．身体特徴といっても，家族でも思い浮かぶものは意外と少なく，黒子の部位の一致ではなかなか特異的な身体特徴とは認められないなか，ペースメーカー装着といったその

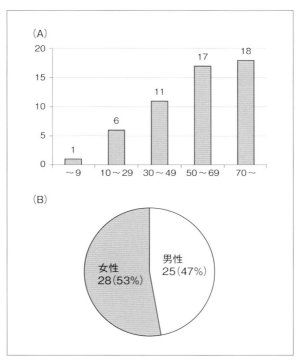

図 20 東日本大震災の検案活動時に担当した事例（*n*＝53）の年齢層（A）と性別（B）

人以外に考えられない身体特徴を持っている人は少ないものだ．

　通常では，自宅に残る在宅指紋と遺体の指紋の照合が原則的な個人識別の手段だが，自宅が倒壊しているなか，この方法は使えず，歯牙所見も歯科医院が被災していると対照とするデータを入手できなかった．結局，爪などの生体試料を採取してDNA検査を徹底的に行ったのが，この時の身元確認作業の中心となった．

　DNA検査に関しては，個人を特定するために2つのアプローチがあり，1つは本人が使用していた歯ブラシやひげそりからDNAを抽出し，多型マーカーの遺伝型の一致を調べる異同識別（マッチング）とよばれる手法である．ところが，本人の遺物は利用困難な事案ばかりで，親族から口腔粘膜細胞といった資料の提供を受けた

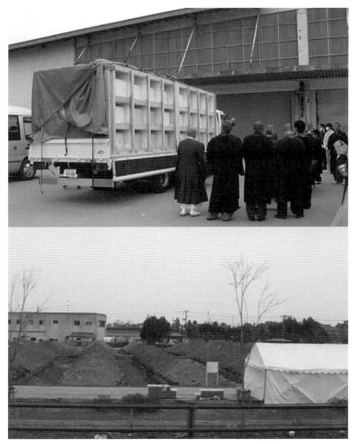

図 21　旧石巻青果市場前で東京に火葬のため輸送される棺のお見送り風景（上）と仮埋葬用に準備された近くの公園（下）

うえで血縁関係を証明する間接的な第 2 の手法が，個人を識別する中心的なアプローチとなっていた．

　会場のひとつとなった石巻市旧青果市場では，近くの公園の地面があらかじめ掘り返され，身元を不詳とされた遺体は，そこに埋めて仮埋葬が行われていた．DNA 検査で後日身元が確認できると掘り起こして，家族に引き渡す手順になっていた．本来ならば，その後遺体を火葬しなければならないが，火葬場自体が機能していない

ので，トラックの荷台に棺をまとめて乗せ東京に運び，火葬をしてお骨にして戻ってきていた．**図21**の写真は，地元の僧侶達の読経の後，警察官ら関係者とともに，お見送りをしている場面になる．

また，6日間の検案活動のうち，1日は石巻市内の旧飯野川高校体育館に派遣された．ここは内陸部で，北上川の河口から何キロメートルも上流だが，川に架かる橋は壊れ，ここまで大きな津波が襲った痕跡が残っていた．土手沿いに下ったところに，小学生80名余りが犠牲になった大川小学校があった．担当の日にも小学校低学年ぐらいの子供の発見があった．警察車両が現場近くを回ってくれたが，小学校のすぐ裏は小高い山であり，避難の原則に従えば回避は容易だったはずで，危機に臨んだ時の判断の誤りが大惨事につながってしまった[25]．大川小学校の悲劇は，この大震災を象徴する出来事のひとつであり，教訓として語り継がれていかねばならない．

災害の持つ巨大な破壊力と人の命のはかなさを感じつつ，これら2つの大震災での活動は現在でも鮮明な記憶として残っている．大震災での貴重な体験は，その後の業務に専念する心の支えになったような気がする．最後に，犠牲になられた方々のご冥福をお祈りして，本書を閉じたいと思う．

## 文献

1) 東京都健康長寿医療センター研究所. 2011年一年間に約17000人が入浴中に死亡. 2012. (https://www.tmghig.jp/research/release/cms_upload/20121221_takahashi.pdf)
2) Satoh F et al. "Dead in hot bathtub" phenomenon:accidental drowning or natural disease? Am J Forensic Med Pathol 2013;34:164-8.
3) 鳥羽梓弓, 桑島巌. 冬場に多い入浴中の事故―ヒートショックの現状と病態. 日本医事新報 2016；4827：48-53.
4) 国民衛生の動向 2018/2019 [厚生の指標 増刊 2018年第65巻第9号]. 厚生労働統計協会；2018, p.71.
5) 佐野誠. 傷害保険における外来性問題―約款解釈と判例動向. 賠償科学 2013；39：26-31.
6) 仁志田博司. 仰向け寝保育の人類学的意味とSIDS. 日本SIDS・乳幼児突然死予防学会雑誌 2022；1：20-5.
7) Osawa M et al. Circumstances and factors of sleep-related sudden infancy deaths in Japan. PLoS One 2020;15:e0233253.
8) Blair PS et al. Major epidemiological changes in sudden infant death syndrome:a 20-year population-based study in the UK. Lancet 2006;367:314-9.
9) こども家庭庁. 令和4年度 児童相談所における児童虐待相談対応件数. (https://

www.cfa.go.jp/assets/contents/node/basic_page/field_ref_resources/a176de99-390e-4065-a7fb-fe569ab2450c/12d7a89f/20230401_policies_jidougyakutai_19.pdf)

10) 国立保健医療科学院．乳幼児身体発育評価マニュアル（平成 24 年 3 月）．国立保健医療科学院．（https://www.niph.go.jp/soshiki/07shougai/hatsuiku/index.files/katsuyou_2021_3R.pdf）

11) 大澤資樹．ケーススタディ法医学（第 4 回）ネグレクト：殺人罪の適用で判決の分かれた 2 事案．捜査研究 2024；886：67-73.

12) 内閣府．第 1 章 高齢化の状況 第 2 節 高齢期の暮らしの動向（4）．（https://www8.cao.go.jp/kourei/whitepaper/w-2020/html/zenbun/s1_2_4.html）

13) 東京都保健医療局東京都監察医務院．統計データベース．（https://www.hokeniryo.metro.tokyo.lg.jp/kansatsu/database/index.html）

14) 政府統計の総合窓口（e-Stat）．統計で見る日本−生活状況に関する調査．（https://www.e-stat.go.jp/stat-search/files?page=1&toukei=00100114）

15) 大澤資樹・他．交通外傷における合併症に伴う遅延性死亡：法医剖検例からの検討．日本交通科学学会誌 2015；15：20-7.

16) MDCalc. Injury Severity Score（ISS）．（https://www.mdcalc.com/calc/1239/injury-severity-score-iss）

17) 平岩幸一．賠償医学から賠償科学へ：救急医学との接点．日本救急医学会雑誌 1999；10：67-80.

18) 厚生労働省自殺対策推進室・警察庁生活安全局生活安全企画課．令和 4 年中における自殺の状況．2023．（https://www.npa.go.jp/safetylife/seianki/jisatsu/R05/R4jisatsunojyoukyou2.pdf）

19) E. S. シュナイドマン著．白井徳満，白井幸子訳．自殺とは何か．誠信書房；1993.

20) 大原健士郎．「生きること」と「死ぬこと」―人はなぜ自殺するのか．朝日新聞出版；1996.

21) 錫谷徹．法医診断学．南江堂；1985.

22) OECD．自殺率（Suicide rate）．（https://www.oecd.org/tokyo/statistics/suicide-rates-japanese-version.htm）

23) 一般社団法人日本 DNA 多型学会．DNA 鑑定の指針（2019 年）．（http://dnapol.org/guideline2019）

24) 井口昭，成田一衛．クラッシュシンドロームとその対策．血圧 2011；18（8）：736-9.

25) 一般社団法人 Smart Survival Project，小さな命の意味を考える会編．小さな命の意味を考える―宮城県石巻市立大川小学校からのメッセージ．2015．（https://smart-supply.org/img/store/chiisanainochi/chiisana_inochi_1.pdf）

# Memo

# 索　引

## あ行

| | |
|---|---|
| 異状死ガイドライン | 47 |
| 異同識別 | 132 |
| 医療事故調査制度 | 56 |
| 遠隔死亡診断 | 86 |
| オートプシー・イメージング（Ai） | 73 |

## か行

| | |
|---|---|
| 外因死 | 67 |
| 外表異状説 | 53 |
| 仮死状態 | 18 |
| 過労死 | 96 |
| 完全死 | 6, 18 |
| 危難失踪 | 25 |
| 救命曲線 | 22 |
| クラッシュシンドローム | 141 |
| 血液就下 | 19 |
| 検案活動 | 138 |
| 交通事故 | 68, 96, 120 |
| 呼吸停止 | 7 |

| | |
|---|---|
| 個体死 | 20 |
| 孤立死 | 115 |
| コロナー | 58, 79 |

## さ行

| | |
|---|---|
| 在宅医療 | 82 |
| 細胞死 | 5 |
| 死因究明等推進基本法 | 77 |
| 死後画像（PMI） | 73 |
| 死後硬直 | 19 |
| 死後変化 | 73 |
| 自殺の低年齢化 | 127 |
| 死戦期 | 6 |
| 死体遺棄 | 118 |
| 死体解剖保存法 | 49, 75 |
| 死体検案書 | 44 |
| 死体現象 | 6, 19 |
| 自発呼吸 | 11 |
| 死斑 | 19 |
| 死亡診断書 | 44, 65, 83 |
| 社会死 | 20 |
| 深昏睡 | 35 |
| 心臓死 | 11 |
| 身体的虐待 | 107 |
| 心拍停止 | 7 |
| 臓器移植法 | 34, 40 |
| 切迫脳死 | 40 |

蘇生限界点 ——————— 7

脳波検査 ——————— 35

## た行

代行検視 ——————— 62

対光反射 ——————— 13

竹内基準 ——————— 30

遅延性死亡 ——————— 121

チャイルド・デス・レビュー － 106

超過昏睡 ——————— 28

超生反応 ——————— 20

痛覚反応 ——————— 16

低酸素脳症 ——————— 22

デッド・ドナー・ルール ——— 29

瞳孔散大 ——————— 7

突然死 ——————— 51, 94

## な行

乳幼児突然死症候群（SIDS）－ 103

ネグレクト ——————— 107

脳死 ——————— 28

## は行

8050問題 ——————— 120

ヒートショック説 ——————— 99

病死 ——————— 67

ポイント・オブ・ノー・リターン

——————— 7

ホメオスタシス ——————— 73

## や行

尤度比 ——————— 137

## ら行

臨死体験 ——————— 24

## わ行

若杉方式 ——————— 125

149

# Memo

【著者略歴】

## 大澤資樹(おおさわ もとき)

東海大学名誉教授．愛媛大学医学部卒業．大阪大学大学院医学研究科修了（医学博士）．和歌山県立医科大学，東海大学を経て，1999年に山形大学医学部教授，2004年より東海大学医学部教授．2024年3月に定年退職．

解剖業務に携わる傍ら，数多くの論文を発表し，日本法医学会，日本DNA多型学会，日本交通科学学会，日本小児突然死予防学会，日本賠償科学学会など多くの学会で役職を務める．平成28年度政府規制改革「ICTを利用した遠隔死亡診断」において実施委員会の委員長を務めるなど，多死社会における死因究明の推進に尽力している．

---

死因究明の科学
法医学的アプローチから見る生命の終焉　　ISBN978-4-263-20690-4

2025年3月10日　第1版第1刷発行

　　　　　　　　　著　者　大　澤　資　樹
　　　　　　　　　発行者　白　石　泰　夫
　　　　　　　発行所　医歯薬出版株式会社
　　　　　　　〒113-8612 東京都文京区本駒込1-7-10
　　　　　　　TEL.（03）5395-7622（編集）・7616（販売）
　　　　　　　FAX.（03）5395-7624（編集）・8563（販売）
　　　　　　　https://www.ishiyaku.co.jp/
　　　　　　　郵便振替番号　00190-5-13816

乱丁，落丁の際はお取り替えいたします　　　印刷／三報社印刷・製本／明光社
　　　　　　© Ishiyaku Publishers, Inc., 2025. Printed in Japan

本書の複製権・翻訳権・翻案権・上映権・譲渡権・貸与権・公衆送信権（送信可能化権を含む）・口述権は，医歯薬出版（株）が保有します．

本書を無断で複製する行為（コピー，スキャン，デジタルデータ化など）は，「私的使用のための複製」などの著作権法上の限られた例外を除き禁じられています．また私的使用に該当する場合であっても，請負業者等の第三者に依頼し上記の行為を行うことは違法となります．

|JCOPY|＜出版者著作権管理機構　委託出版物＞

本書をコピーやスキャン等により複製される場合は，そのつど事前に出版者著作権管理機構（電話03-5244-5088，FAX 03-5244-5089，e-mail：info@jcopy.or.jp）の許諾を得てください．